Dr. Harald Curth

Biochemie Band 3
MEDI-LEARN Skriptenreihe

6., komplett überarbeitete Auflage

MEDI-LEARN Verlag GbR

Autor: Dr. Harald Curth
Fachlicher Beirat: Tido Bajorat

Teil 3 des Biochemiepaketes, nur im Paket erhältlich
ISBN-13: 978-3-95658-001-7

Herausgeber:
MEDI-LEARN Verlag GbR
Dorfstraße 57, 24107 Ottendorf
Tel. 0431 78025-0, Fax 0431 78025-262
E-Mail redaktion@medi-learn.de
www.medi-learn.de

Verlagsredaktion:
Dr. Marlies Weier, Dipl.-Oek./Medizin (FH) Désirée Weber, Denise Drdacky, Jens Plasger, Sabine Behnsch, Philipp Dahm, Christine Marx, Florian Pyschny, Christian Weier

Layout und Satz:
Fritz Ramcke, Kristina Junghans, Christian Gottschalk

Grafiken:
Dr. Günter Körtner, Irina Kart, Alexander Dospil, Christine Marx

Illustration:
Daniel Lüdeling

Druck:
A.C. Ehlers Medienproduktion GmbH

6. Auflage 2014
© 2014 MEDI-LEARN Verlag GbR, Marburg

Das vorliegende Werk ist in all seinen Teilen urheberrechtlich geschützt. Alle Rechte sind vorbehalten, insbesondere das Recht der Übersetzung, des Vortrags, der Reproduktion, der Vervielfältigung auf fotomechanischen oder anderen Wegen und Speicherung in elektronischen Medien.
Ungeachtet der Sorgfalt, die auf die Erstellung von Texten und Abbildungen verwendet wurde, können weder Verlag noch Autor oder Herausgeber für mögliche Fehler und deren Folgen eine juristische Verantwortung oder irgendeine Haftung übernehmen.

Wichtiger Hinweis für alle Leser
Die Medizin ist als Naturwissenschaft ständigen Veränderungen und Neuerungen unterworfen. Sowohl die Forschung als auch klinische Erfahrungen führen dazu, dass der Wissensstand ständig erweitert wird. Dies gilt insbesondere für medikamentöse Therapie und andere Behandlungen. Alle Dosierungen oder Applikationen in diesem Buch unterliegen diesen Veränderungen.
Obwohl das MEDI-LEARN Team größte Sorgfalt in Bezug auf die Angabe von Dosierungen oder Applikationen hat walten lassen, kann es hierfür keine Gewähr übernehmen. Jeder Leser ist angehalten, durch genaue Lektüre der Beipackzettel oder Rücksprache mit einem Spezialisten zu überprüfen, ob die Dosierung oder die Applikationsdauer oder -menge zutrifft. Jede Dosierung oder Applikation erfolgt auf eigene Gefahr des Benutzers. Sollten Fehler auffallen, bitten wir dringend darum, uns darüber in Kenntnis zu setzen.

Inhalt

1	**Kohlenhydrate**	**1**
1.1	Chemische Grundlagen	1
1.1.1	Monosaccharide	2
1.2	Stereochemie der Kohlenhydrate	8
1.2.1	Konstitutionsisomere/Strukturisomere	8
1.2.2	Stereoisomere	8
1.2.3	Wie lässt sich die Stereochemie der Kohlenhydrate behalten?	11
1.3	Glykosidische Bindung	11
1.3.1	O-glykosidische Bindung	12
1.3.2	N-glykosidische Bindung	13
1.4	Disaccharide	14
1.4.1	Saccharose	15
1.4.2	Lactose	15
1.4.3	Maltose	15
1.4.4	Reduzierende Disaccharide/Zucker	16
1.5	Oligosaccharide	16
1.6	Polysaccharide	16
1.6.1	Homoglykane	17
1.6.2	Heteroglykane	18

2	**Verdauung und Resorption der Kohlenhydrate**	**27**
2.1	Verdauung der Kohlenhydrate	27
2.1.1	Spaltung von Stärke und Glykogen	27
2.1.2	Verdauung der Disaccharide	28
2.1.3	Resorption der Glucose	28
2.2	Glucosetransporter	30

3	**Abbau & Aufbau von Glucose**	**34**
3.1	Glykolyse	34
3.1.1	Substratkettenphosphorylierung	36
3.1.2	Hexokinase/Glucokinase	36
3.1.3	Aerobe/anaerobe Glykolyse	37
3.1.4	Regulation der Glykolyse	41
3.2	Gluconeogenese	44
3.3	Zusammenfassung der Regulation Glykolyse/Gluconeogenese	48
3.3.1	Zusammenfassung Regulation der Glykolyse	48
3.3.2	Zusammenfassung Regulation der Gluconeogenese	48

4	**Glykogenstoffwechsel**	**56**
4.1	Glykogensynthese	56
4.2	Glykogenolyse	58
4.3	Regulation des Glykogenstoffwechsels	59
4.3.1	Wirkung von Glukagon auf den Glykogenstoffwechsel	59
4.3.2	Wirkung von Insulin auf den Glykogenstoffwechsel	61

5	**Pentosephosphatweg (-zyklus) (Hexosemonophosphatweg)**	**62**
5.1	Oxidativer Teil des Pentosephosphatwegs	63
5.2	Regenerativer Teil des Pentosephosphatwegs	64
5.3	Pentosephosphatweg im Erythrozyten	64

6	**Stoffwechsel spezieller Hexosen**	**65**
6.1	Stoffwechsel der Galaktose	65
6.2	Stoffwechsel der Fructose	66

Wissen, das in keinem Lehrplan steht:

- Wo beantrage ich eine **Gratis-Mitgliedschaft** für den MEDI-LEARN Club?

- Wo bestelle ich kostenlos **Famulatur-Länderinfos** und das **MEDI-LEARN Biochemie-Poster**?

- Wann macht eine **Studienfinanzierung** Sinn? Wo gibt es ein **gebührenfreies Girokonto**?

- Warum brauche ich schon während des Studiums eine **zahnarztspezifische Haftpflichtversicherung**?

Lassen Sie sich beraten!

Nähere Informationen und unseren Repräsentanten vor Ort finden Sie im Internet unter
www.aerzte-finanz.de

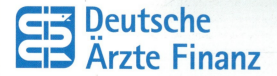

Standesgemäße Finanz- und Wirtschaftsberatung

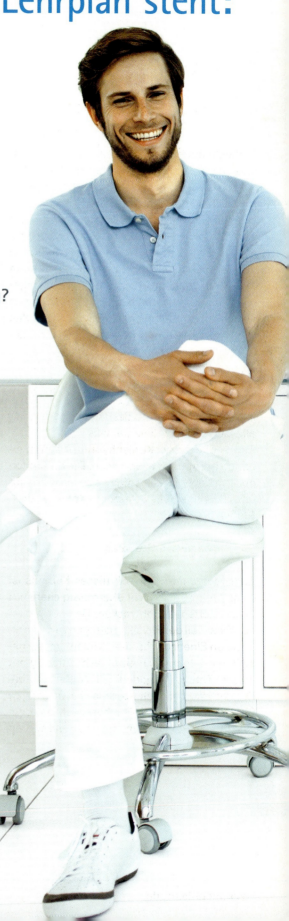

1 Kohlenhydrate

Fragen in den letzten 10 Examen: 26

Kohlenhydrate und Verbindungen, in denen sie vorkommen, umgeben uns im Alltag nahezu überall. Sei es das Papier, auf dem wir schreiben (oder kreuzen), die Pflanze, die im Hintergrund vor sich dahintrocknet oder die Tafel Schokolade neben uns auf dem Schreibtisch; überall sind wir von Kohlenhydraten in den unterschiedlichsten Zusammensetzungen umgeben. Aber nicht nur in unserer Umgebung, auch im schriftlichen Physikum spielen Kohlenhydrate eine ganz wesentliche Rolle. Der Großteil der Fragen zielt auf die Strukturformeln der Monosaccharide, ihre chemischen Eigenschaften, ihr Vorkommen, ihre Synthese sowie ihren Ab- und Umbau. In diesem Kapitel wird deshalb all das Prüfungsrelevante, was mit der Chemie der Kohlenhydrate zusammenhängt, ausführlich besprochen. Die darauf folgenden Kapitel beschäftigen sich mit dem – im Physikum ebenfalls beliebten – Kohlenhydrat-Stoffwechsel.

1.1 Chemische Grundlagen

Zugegeben, der Lernstoff dieses Kapitels ist – vor allem für die nicht übermäßig chemisch Interessierten – eher trocken. Da aber ein erheblicher Teil der Physikumsfragen zu den chemischen Eigenschaften der Kohlenhydrate gestellt wird, lohnt sich eine Beschäftigung mit diesem Thema auf jeden Fall. Außerdem bildet der Inhalt dieses Kapitels die Grundlage für den Kohlenhydrat-Stoffwechsel, bei dem es um den Abbau, Umbau und Aufbau von Kohlenhydraten geht.

Beginnen wir also mit der Frage aller Fragen: Was sind Kohlenhydrate?

> **Merke!**
> Kohlenhydrate sind die Aldehyde oder Ketone von Polyalkoholen, die Kohlenstoff und Wasser im Verhältnis 1:1 besitzen.

Kohlenhydrate
- haben eine Aldehyd- oder eine Ketogruppe,
- verfügen über viele Alkoholgruppen (OH-Gruppen),
- bestehen aus Kohlenstoff (C),
- enthalten in ihrer Summenformel Wasser (H_2O) und
- besitzen genau so viel Kohlenstoff wie Wasser.

Als Formel und als Molekül lassen sich diese fünf Kernaussagen wie folgt darstellen:

$$C(H_2O) \quad = \quad H-\overset{\cdot}{\underset{\cdot}{C}}-OH$$

Formel　　　　　　　Molekül

An dieser Darstellung erkennt man, dass zumindest die letzten drei Aussagen zutreffen: Das Molekül enthält sowohl Kohlenstoff als auch Wasser und die Formel zeigt, dass die beiden im Verhältnis 1 : 1 vorkommen. Zu einem Kohlenhydrat fehlt ihm aber noch die Aldehyd- oder Ketogruppe sowie mehrere OH-Gruppen.

Um aus diesem einfachen Alkohol ein Kohlenhydrat zu machen, müssen dazu noch weitere dieser Bausteine aneinander gehängt werden. Dies ist möglich, weil der Kohlenstoff in der Mitte noch zwei freie Elektronen (s. Punkte) besitzt, an denen die Kette um weitere Bausteine verlängert werden kann. Auf diese Weise erhält man Polyalkohole.

1 Kohlenhydrate

Eine Kette aus n Bausteinen lässt sich wie folgt darstellen:

$$C_n(H_2O)_n = (H-\overset{\bullet}{\underset{\bullet}{C}}-OH)_n$$

Formel   Molekül

Für z. B. n = 6 gilt dann die Formel $C_6(H_2O)_6$

Stellt man sich jetzt noch eine intramolekulare Umlagerung vor, bei der am C1-Atom eine Doppelbindung entsteht, so wird aus der Kohlenwasserstoffkette ein Kohlenhydrat mit einer Aldehydgruppe. Lagert man so um, dass die Doppelbindung an C2 entsteht, erhält man ein Kohlenhydrat mit einer Ketogruppe.

Die Begriffe Kohlenhydrat, Zucker und Saccharid werden synonym verwendet.

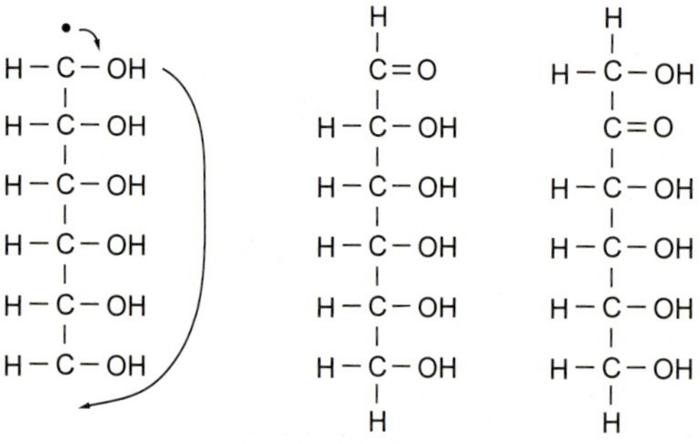

Abb. 1: Aldose und Ketose *medi-learn.de/6-bc3-1*

Je nachdem, aus wie vielen einzelnen Zuckern ein Molekül aufgebaut ist, unterscheidet man zwischen
- Monosacchariden (ein Zucker),
- Disacchariden (zwei Zucker/Monosaccharide, s. 1.4, S. 14),
- Oligosacchariden (drei bis zehn Zucker/Monosaccharide, s. 1.5, S. 16) und
- Polysacchariden (> zehn Zucker/Monosaccharide, s. 1.6, S. 16).

1.1.1 Monosaccharide

Die Monosaccharide lassen sich – je nachdem, aus wie vielen C-Atomen sie bestehen – weiter unterteilen in
- Triosen (drei C-Atome),
- Pentosen (fünf C-Atome) und
- Hexosen (sechs C-Atome).

Die für das Physikum wichtigsten Saccharide sind Pentosen und Hexosen. Es gibt zwar auch Saccharide, die aus vier oder sieben C-Atomen bestehen, (Tetrosen und Heptosen), die aber im Physikum bislang nicht vorkamen und auch im Körper kaum eine Rolle spielen (Ausnahme = Sedoheptulose im Pentosephosphatweg, s. 5.2, S. 64).

> **Übrigens …** 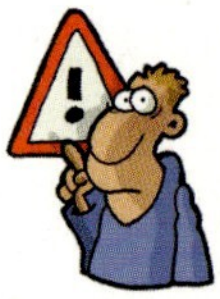
> Saccharide, die aus zwei C-Atomen bestehen, gibt es nicht, auch wenn dies von manchen Physikumsantworten vorgeschlagen wird. Da an einem Kohlenstoff-Atom die Doppelbindung hängt, wäre bei solch einer Verbindung nur noch ein Kohlenstoffatom für eine Alkoholgruppe frei und damit die Voraussetzung nicht mehr erfüllbar, dass Zucker polyalkoholische Verbindungen sind.

Chemische Eigenschaften von Monosacchariden

Betrachtet man die Strukturformel von Sacchariden und lässt zunächst die Stellung der Alkoholgruppen (OH-Gruppen) außer acht, so fällt auf, dass das Molekül über mehrere **Chiralitätszentren** verfügt.

- Chiralitätszentren finden sich an den Atomen, die über **vier unterschiedliche Bindungspartner** verfügen.
- Durch Vertauschen dieser Bindungspartner erhält man das Stereoisomer der Ausgangsverbindung.

1.1.1 Monosaccharide

– Stereoisomere haben unterschiedliche chemische Eigenschaften und werden vom Körper auch unterschiedlich verstoffwechselt. Aldohexosen besitzen vier Chiralitätszentren, nämlich am:

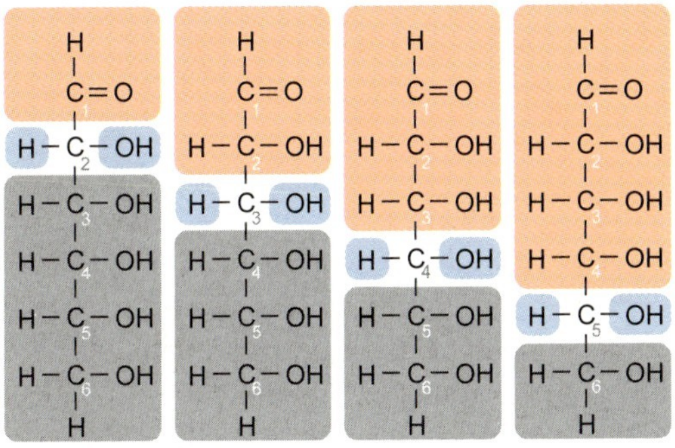

Abb. 2: Strukturformel und Chiralitätszentren einer Aldohexose *medi-learn.de/6-bc3-2*

Die umrandeten Strukturen werden als Substituenten oder Reste bezeichnet.

Da Pentosen ein C-Atom weniger besitzen als Hexosen, haben sie auch ein Chiralitätszentrum weniger, nämlich nur an den C2-C4-Atomen. Ebenfalls drei Chiralitätszentren haben Ketohexosen, da hier die Oxogruppe am C2-Atom sitzt und damit ein Chiralitätszentrum der Aldohexosen wegfällt (s. S. 5).

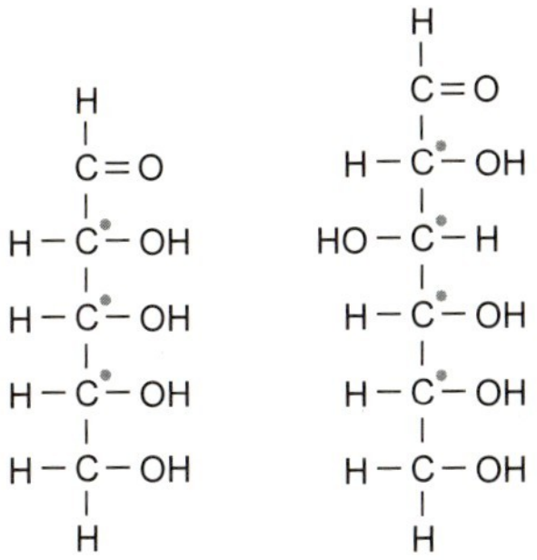

Abb. 3: Chiralitätszentren von Pentosen und Hexosen *medi-learn.de/6-bc3-3*

Pentosen

Zu den Pentosen gelangt man durch aneinander fügen von fünf $C(H_2O)$- Bausteinen. Das dabei entstehende Molekül ist bereits die einzige relevante Pentose, nämlich die D-Ribose.

D-Ribose. D-Ribose ist eine Pentose und hat dementsprechend drei Chiralitätszentren. Sie kommt vor allem in der Molekularbiologie in der RNA (Ribo-Nukleinsäure) und in desoxygenierter Form in der DNA (Desoxy-Ribo-Nukleinsäure) vor. Da sie nur in geringen Mengen mit der Nahrung aufgenommen wird, kann sie intrazellulär aus Glucose synthetisiert werden (s. a. Pentosephosphatweg, s. 5.2, S. 64).

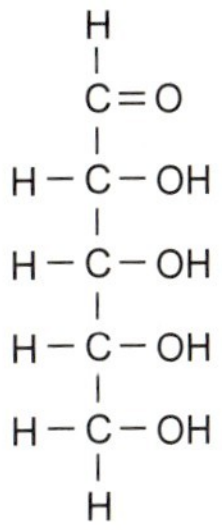

Abb. 4: D-Ribose *medi-learn.de/6-bc3-4*

Hexosen

Häufiger tauchen dagegen die Hexosen im Physikum auf. Hier sind es bereits vier, die du dir merken solltest. Punkten kannst du im Physikum vor allem mit deren Strukturformeln und Stereochemie.

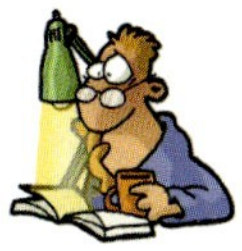

Zu den Hexosen gehören:
– **D-Glucose:**
 (Traubenzucker, Dextrose) Wichtigstes Monosaccharid des Körpers, Bestandteil von Stärke, Disacchariden (z. B. Lactose und Saccharose) und Glykogen
– **D-Galaktose:**
 Bestandteil des Milchzuckers Lactose
– **D-Mannose:**
 Bestandteil von Membranen
– **D-Fructose:**
 Fruchtzucker, Bestandteil der Saccharose

1 Kohlenhydrate

Die Hexosen unterscheiden sich lediglich in der Stellung ihrer Alkoholgruppen an den vier Chiralitätszentren. Die Angelegenheit ist sogar noch etwas einfacher, da die OH-Gruppe am C5-Atom – das auch eine Chiralitätszentrum darstellt – bei allen vier Hexosen auf der rechten Seite steht. Das fünfte C-Atom ist insofern von besonderer Bedeutung, weil sich nach der Stellung seiner OH-Gruppe die Zuordnung der Hexosen zur D- oder L-Reihe richtet:
- **L**-Reihe = die OH-Gruppe am C5-Atom steht links (lat. **l**aevus: links),
- **D**-Reihe = die OH-Gruppe am C5-Atom steht rechts (lat. **d**exter: rechts).

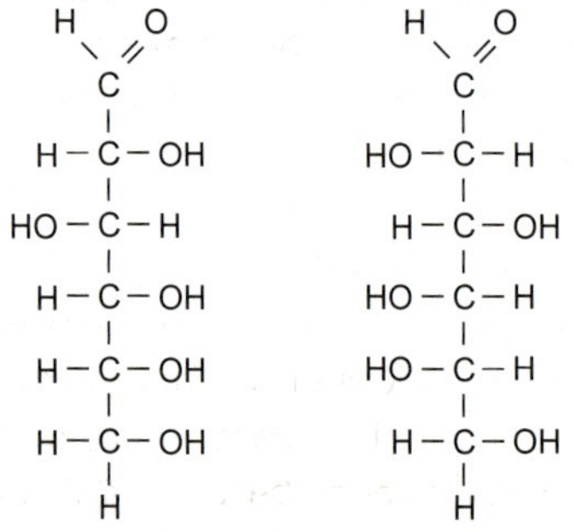

Abb. 5: D- und L-Glucose *medi-learn.de/6-bc3-5*

> **Merke!**
>
> Die im Körper vorkommenden Hexosen gehören alle der D-Reihe an. Sie unterscheiden sich durch die Stellung ihrer Hydroxylgruppen an den C2-C4-Atomen.

Glucose. Das wichtigste, im Körper vorkommende Saccharid ist die Glucose. Alle anderen Hexosen können aus der Glucose synthetisiert werden. Beim Abbau anderer Hexosen ist es zudem notwendig, diese zunächst in Glucose umzuwandeln (s. 6, S. 65).

Glucose wird vom Körper zum größten Teil in Form von Stärke aufgenommen und deckt durch ihren Abbau in der Glykolyse bis zu 50 % unseres täglichen Energiebedarfs. Bei Nahrungsüberschuss kann Glucose in das tierische Speicherkohlenhydrat Glykogen umgewandelt werden oder dient als Substrat für die Fettsäuresynthese.

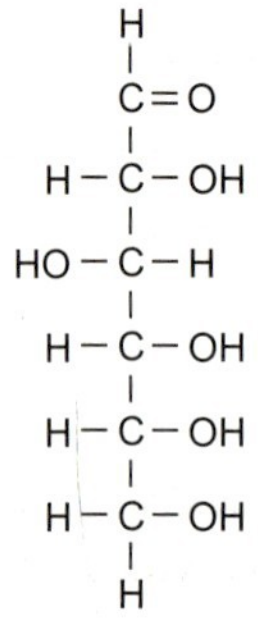

Abb. 6: Glucose *medi-learn.de/6-bc3-6*

> **Merke!**
>
> Um sich die Stellung der OH-Gruppen der Glucose besser einprägen zu können, kannst du dir für alle OH-Gruppen, die rechts stehen, die Silbe „ta" und für alle, die links stehen, die Silbe „tü" merken. Für die Glucose ergibt sich so das bekannte Alltagsgeräusch „ta tü ta ta".

Galaktose. Galaktose ist das **C4-Epimer der Glucose**, das heißt, dass die Stellung der OH-Gruppen sich nur am Chiralitätszentrum drei unterscheidet (viertes C-Atom).

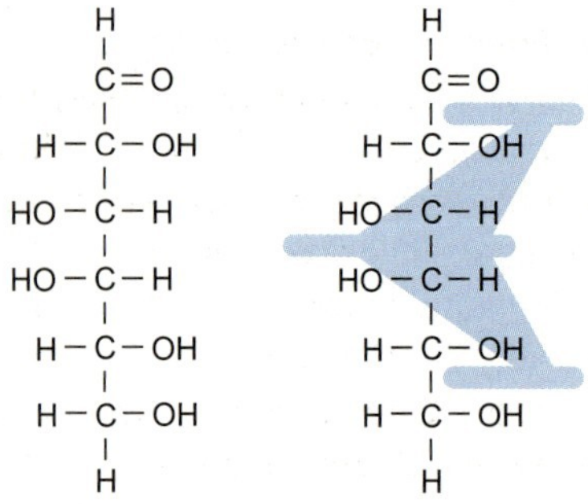

Abb. 7: Galaktose *medi-learn.de/6-bc3-7*

1.1.1 Monosaccharide

Galaktose ist im Milchzucker (Lactose) **β-glykosidisch** mit Glucose verknüpft. Außerdem kommt Galaktose in den Gangliosiden vor und ist eine Strukturkomponente des AB0-Blutgruppen-Systems.

> **Merke!**
>
> Durch Verbinden der Hydroxylgruppen der Galaktose erhält man einen „galaktischen Fighter".

Mannose. Mannose ist ein Epimer der Glucose und unterscheidet sich von dieser am zweiten C-Atom. Mannose spielt vor allem eine Rolle beim Transport von Proteinen vom endoplasmatischen Retikulum (ER) zum Golgi-Apparat. Der Mechanismus wurde im Physikum bisher noch nicht abgefragt.

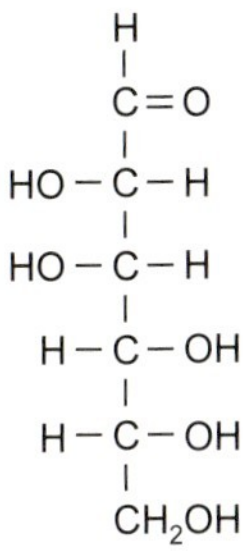

```
      H
      |
      C=O
      |
HO – C – H
      |
HO – C – H
      |
  H – C – OH
      |
  H – C – OH
      |
    CH₂OH
```

D-Mannose

Abb. 8: Mannose *medi-learn.de/6-bc3-8*

Fructose. Fructose unterscheidet sich durch die Stellung der Doppelbindung (Oxogruppe) deutlich von den anderen Hexosen. Während die anderen besprochenen Hexosen die Oxogruppe am C1-Atom tragen, also Aldosen sind, zählt die Fructose durch die C2-Stellung der Oxogruppe zu den Ketosen.

Fructose ist ein Strukturisomer der Glucose und kommt in Verbindung mit ihr in Saccharose vor. Fructose wird in der Haworth-Projektion fast ausschließlich als Furanose dargestellt.

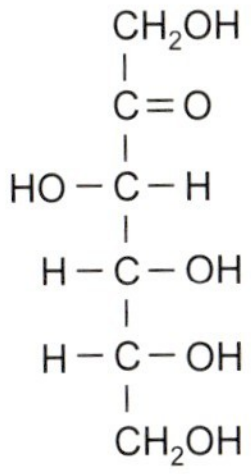

```
    CH₂OH
      |
      C=O
      |
HO – C – H
      |
  H – C – OH
      |
  H – C – OH
      |
    CH₂OH
```

D-Fructose

Abb. 9: Fructose *medi-learn.de/6-bc3-9*

Schreibweisen von Monosacchariden

Je nachdem, worauf man bei der Darstellung von Sacchariden Wert legt, gibt es unterschiedliche Schreibweisen. Im Einzelnen sind das
- die Fischer-Projektion,
- die Haworth-Projektion und
- die Sessel-/Wanne-Projektion.

Während die Fischer-Projektion für Monosaccharide am übersichtlichsten ist, lassen sich größere Saccharide (z. B. Disaccharide) oder Saccharide in Verbindungen besser in der Haworth-Projektion darstellen. Am unübersichtlichsten – dafür aber am genauesten – ist die Sessel-/Wanne-Projektion.

Was musst du dir jetzt zu den einzelnen Projektionen fürs Physikum merken?
- In der Fischer-Projektion musst du die einzelnen Zucker an ihrer Strukturformel auseinander halten können.
- Für die Haworth-Projektion ist es völlig ausreichend, Glucose und Fructose in dieser Darstellung zu erkennen.

Es ist also nicht notwendig, jedes Saccharid in allen drei Projektionen zu kennen.

> **Merke!**
>
> Bei der Glucose in der Haworth-Projektion steht die OH-Gruppe, die am besten in den Ring „reinpasst", als einzige oben (anomere OH-Gruppe ausgenommen, s. S. 6).

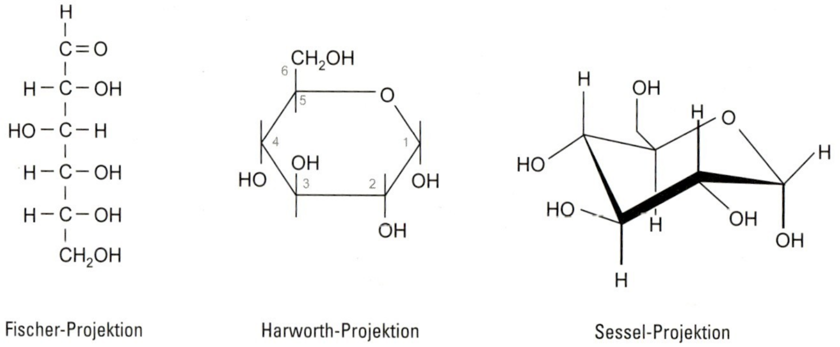

1 Kohlenhydrate

Fischer-Projektion   Harworth-Projektion   Sessel-Projektion

Abb. 10: Schreibweisen von Monosacchariden

medi-learn.de/6-bc3-10

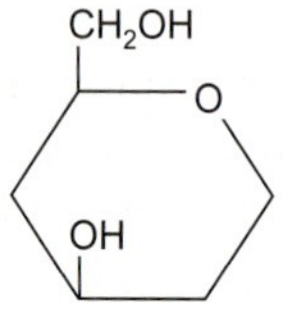

Da **F**ructose eine Ketose ist, entsteht bei der Ringbildung die **F**uranoseform (**F**ünferring).

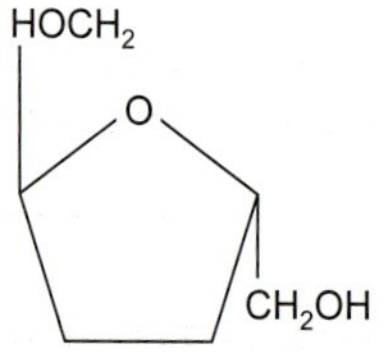

α-D-Glucose

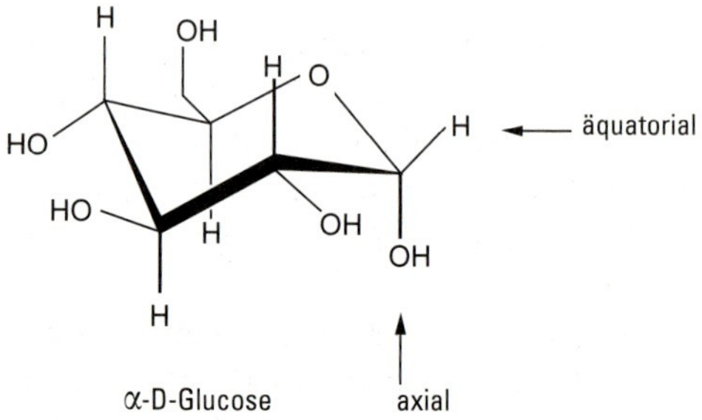

Abb. 11: Glucose in der Sessel-Projektion

medi-learn.de/6-bc3-11

Fragen zur Sessel-/Wanne-Projektion findet man für die Saccharide vor allem in der organischen Chemie. Hier reicht es völlig aus, zu erkennen, dass es sich um einen Zucker handelt. Außerdem wird gerne nach **axialen und äquatorialen OH-Gruppen** gefragt. Dazu solltest du dir merken, dass alle senkrecht zum unteren Papierrand stehenden OH-Gruppen als axial bezeichnet werden und alle anderen demnach äquatorial sind.

Furanose oder Pyranose?

Bei der Ringbildung von Hexosen sind grundsätzlich zwei unterschiedliche Konfigurationen denkbar. Entweder reagiert das C1-Atom mit der OH-Gruppe des C4-Atoms oder mit der OH-Gruppe des C5-Atoms.
Im ersten Fall entsteht ein **Fünferring**, bestehend aus vier Kohlenstoff- und einem Sauerstoff-Atom.

Diese Konfiguration nennt man **Furanose-Form**. Im zweiten Fall entsteht ein **Sechserring**, bestehend aus fünf Kohlenstoff und einem Sauerstoff-Atom, was man als **Pyranose-Form** bezeichnet (s. Abb. 12, S. 7).
Da Glucose eine herausragende Stellung im Kohlenhydrat-Stoffwechsel einnimmt und sie zudem das einzige Monosaccharid ist, das man unbedingt erkennen sollte, beschäftigen wir uns hier nur mit ihrer Ringstruktur.

α- oder β-Form?

Bei der Ringbildung der Glucose reagiert das Atom eins mit der OH-Gruppe des vierten oder fünften Kohlenstoffs (s. Abb. 13, S. 7). Hierbei entsteht aus dem doppelt gebundenen Sauerstoff am C1-Atom eine weitere Hydroxylgruppe. Betrachtet man die Chiralitätszentren, fällt weiterhin auf, dass sich durch die Ringbildung die Anzahl von vier auf fünf erhöht hat.

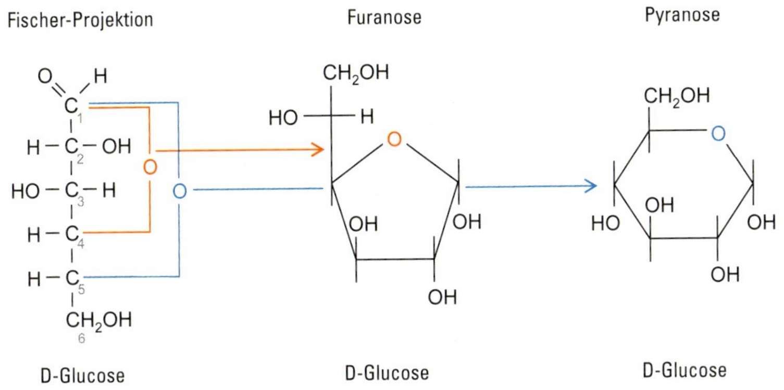

1.1.1 Monosaccharide

Abb. 12: Glucose in der Furanose- und Pyranoseform

Die Pyranoseform enthält also durch die Auflösung der Oxogruppe am C1-Atom an diesem ein weiteres Chiralitätszentrum (anomeres Zentrum). Abhängig von der Drehung am C1-Atom kann diese OH-Gruppe oben oder unten stehen.
Von α-D-Glucose spricht man, wenn bei Ringschluss die OH-Gruppe am C1-Atom unten steht, von β-D-Glucose, wenn die OH-Gruppe am C1-Atom oben steht.
α- und β-Glucose sind Anomere und können über die offenkettige Form ineinander umgewandelt werden.
Bei der α-D-Glucose liegen die Hydroxylgruppen am C1-Atom und C2-Atom näher beieinander als bei der β-D-Glucose. Aus diesem Grund ist die α-Form energiereicher. Da die Natur aber bestrebt ist, möglichst energiearme Zustände einzunehmen, liegt das Gleichgewicht auf der Seite der β-D-Glucose.

> **Merke!**
>
> – α = Die OH-Gruppe am C1-Atom steht unten.
> – β = Die OH-Gruppe am C1-Atom steht oben.

Ob ein Monosaccharid in der α- oder der β-Form vorliegt, wird vor allem dann wichtig, wenn es in Verbindung mit anderen Molekülen tritt (s. 1.3, S. 11).

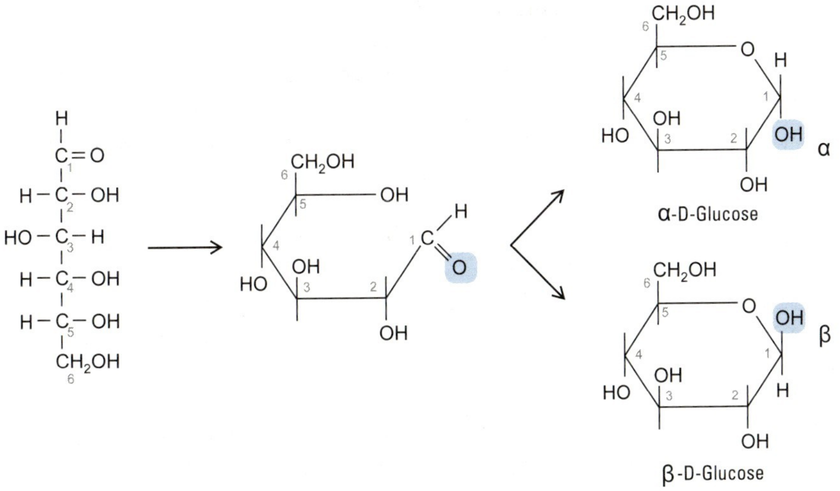

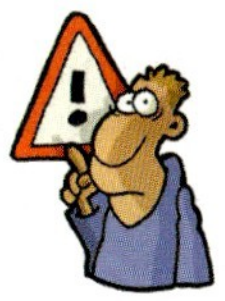

Abb. 13: α-β-Bildung

1 Kohlenhydrate

1.2 Stereochemie der Kohlenhydrate

Nicht nur in der Biochemie, auch in der Chemie wird immer wieder auf der chemischen Systematik herumgeritten. Schon allein das Wort „Stereochemie" löst mit Sicherheit in dir ein gewisses Maß an Ablehnung aus. Verständlich, werden doch Begriffe wie
- Konstitutionsisomere,
- Stereoisomere,
- Konfigurationsisomere,
- Enantiomere,
- Diastereomere,
- Epimere und
- Anomere

nur zu gerne verwechselt. Da diese Vokabeln im Physikum leider eine nicht unwichtige Rolle spielen, werden sie hier einfach und verständlich erklärt. Abb. 15, S. 9 gibt zunächst einmal einen Überblick, worum es in den kommenden Abschnitten überhaupt geht:

- Isomere sind alle Verbindungen, die die gleiche Summenformel – z. B. $C_6(H_2O)_6$ – besitzen, aber unterschiedliche Strukturen haben.
- Da aus dieser Summenformel noch nicht zu erkennen ist, um welche Art Hexose es sich handelt, sind alle Hexosen mit der gleichen Summenformel Isomere.

> **Merke!**
>
> Bei den Isomeren unterscheidet man grob zwischen Konstitutionsisomeren (Strukturisomeren) und den Stereoisomeren.

1.2.1 Konstitutionsisomere/Strukturisomere

Konstitutionsisomere werden auch Strukturisomere genannt und sind all die Verbindungen, die zwar die gleiche Summenformel besitzen, jedoch unterschiedliche funktionelle Gruppen aufweisen. Ein Beispiel hierfür ist die D-Glucose und die D-Fructose mit der Summenformel $C_6H_{12}O_6$.

Während Glucose am C1-Atom eine Aldehydgruppe besitzt und damit zu den Aldosen zählt, ist die Doppelbindung bei der Fructose am C2-Atom. Fructose besitzt eine Ketogruppe und zählt demnach zu den Ketosen. Ketohexosen und Aldohexosen sind Strukturisomere.
Ein weiteres Beispiel für Konstitutionsisomere sind die in der Glykolyse entstehenden Verbindungen Glycerinaldehyd-3-phosphat und Dihydroxyacetonphosphat.

```
      H                              H
      |                              |
      C=O                        H — C — OH
      |                              |
  H — C — OH                         C=O
      |                              |
 HO — C — H                     HO — C — H
      |                              |
  H — C — OH                     H — C — OH
      |                              |
  H — C — OH                     H — C — OH
      |                              |
      CH₂OH                          CH₂OH

   D-Glucose                     D-Fructose
```

Abb. 14: Konstitutionsisomere: Glucose/Fructose

medi-learn.de/6-bc3-14

1.2.2 Stereoisomere

Haben zwei Hexosen eine unterschiedliche räumliche Anordnung, aber sowohl die gleiche Summenformel als auch identische funktionelle Gruppen, handelt es sich um Stereoisomere. Je nachdem, worin der Unterschied ihrer räumlichen Anordnung liegt, unterteilt man die Stereoisomere weiter in
- Konformere und
- Konfigurationsisomere.

Konformere

Bei den Konformeren handelt es sich NICHT um zwei unterschiedliche Moleküle. Zu ihnen gelangt man, wenn man ein Molekül an einer Einfachbindung frei dreht. Diese Art der Isomerie ist also relativ simpel, kommt aber im schriftlichen Examen leider kaum vor.

1.2.2 Stereoisomere

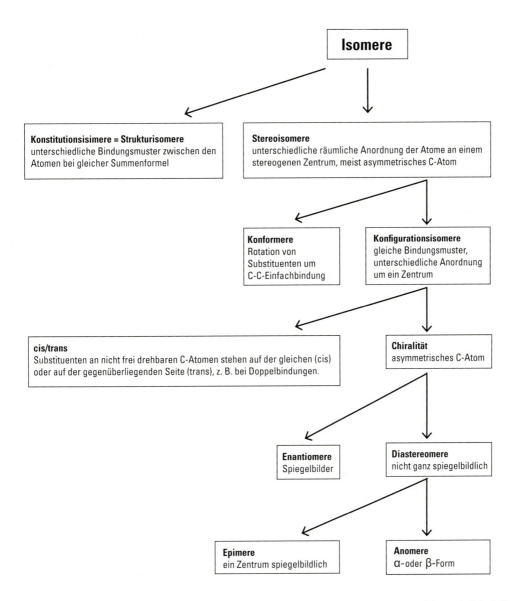

Abb. 15: Stereochemie

medi-learn.de/6-bc3-15

Konfigurationsisomere

Die Konfigurationsisomere spielen eine Hauptrolle im Kohlenhydratstoffwechsel. Sie sind alle gekennzeichnet durch die Anwesenheit von **Chiralitätszentren**. Stehen die Substituenten an allen Chiralitätszentren entgegengesetzt zueinander, spricht man von **Enantiomeren** (Bild und Spiegelbild), tun sie das nicht, von **Diastereomeren**.

Enantiomere. Enantiomere Moleküle verhalten sich zueinander wie Bild und Spiegelbild. Ihre funktionellen Gruppen stehen an allen Chiralitätszentren entgegengesetzt zueinander. Enantiomere haben unterschiedliche chemische Eigenschaften und werden vom Körper unterschiedlich verstoffwechselt. Das relevanteste Beispiel für Enantiomere sind die D- und L-Glucose. Ein Gemisch aus D- und L-Enantiomeren im Verhältnis 1 : 1 nennt man Racemat.

1 Kohlenhydrate

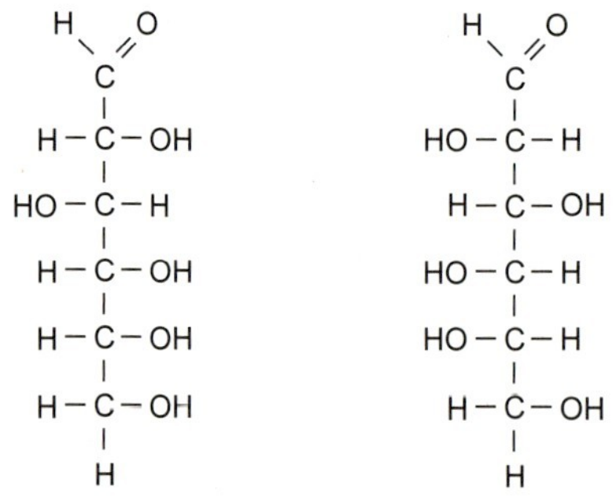

D-Glucose L-Glucose

Abb. 16: Enantiomere: D-/L-Glucose

medi-learn.de/6-bc3-16

> **Beispiel**
> Enantiomere, die wir jeden Tag vor Augen haben, sind unsere Hände. Obwohl die linke und die rechte Hand ziemlich ähnlich aussehen, können sie nicht genau übereinander gelegt werden. Außerdem besitzt die rechte Hand – bei Rechts- und Linkshändern – völlig andere Eigenschaften als die linke.

> **Merke!**
> In Anlehnung an dieses Beispiel kann man sich Enantiomere auch als En**hand**tiomere merken.

Diastereomere. Besitzen zwei Moleküle die gleiche Summenformel und die gleichen funktionellen Gruppen, sind aber keine Spiegelbilder, so handelt es sich um Diastereomere. Diese Art der Isomerie kommt nur in Molekülen vor, die **zwei oder mehr Chiralitätszentren** haben. Auch die Diastereomere können nochmals weiter unterteilt werden in
– Anomere und
– Epimere.

Die **Anomere** wurden bereits bei der Ringbildung der Glucose (s. S. 6) kurz angesprochen. Diese Art der Isomerie entsteht dadurch, dass bei der Ringbildung ein zusätzliches Chiralitätszentrum am C1-Atom entsteht. Dadurch kann dort die OH-Gruppe (anomere OH-Gruppe) entweder in α-Stellung (nach unten) oder in β-Stellung (nach oben) stehen.

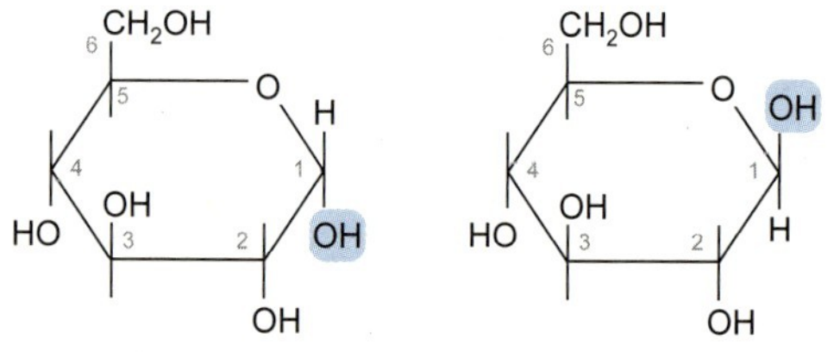

α-D-Glucose β-D-Glucose

Abb. 17: Anomere: α-/β-D-Glucose

medi-learn.de/6-bc3-17

> **Merke!**
> **A**nomere = α und β

Von Epimeren spricht man, wenn sich zwei Zucker an nur **einem Chiralitätszentrum** unterscheiden. Galaktose ist daher beispielsweise das C4-Epimer von Glucose.

> **Übrigens ...**
> Im Galaktose-Stoffwechsel (s. 6.1, S. 65) wird Galaktose durch die UDP-Galaktose-4-Epimerase in Glucose umgewandelt. Bei parenteraler Ernährung kann man aus diesem Grund auch auf die Zugabe von Galaktose zur Nährflüssigkeit verzichten.

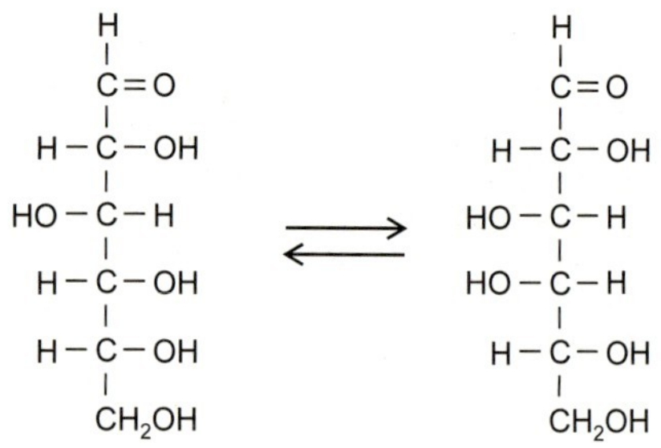

D-Glucose D-Galaktose

Abb. 18: Epimere: Glucose/Galaktose

medi-learn.de/6-bc3-18

1.2.3 Wie lässt sich die Stereochemie der Kohlenhydrate behalten?

Um zu entscheiden, in welchem stereochemischen Zusammenhang zwei Moleküle zueinander stehen, hat sich folgendes Schema bewährt (s. Abb. 19, S. 11):

1.3 Glykosidische Bindung

Nur selten finden wir in unserer Umgebung einzelne Zucker. Über ihre anomere OH-Gruppe (bei Aldosen C1-Atom) sind Saccharide in der Lage, mit anderen Strukturen Verbindungen einzugehen.

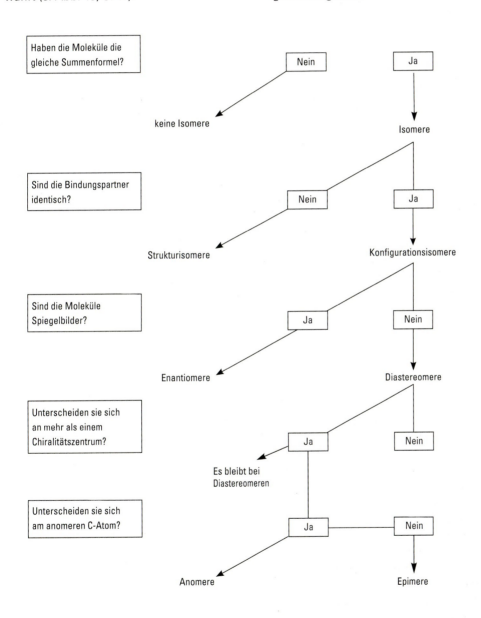

Abb. 19: Systematischer Überblick über die Stereochemie

medi-learn.de/6-bc3-19

1 Kohlenhydrate

Nicht wundern: Bei z. B. der α-(1,4)-glykosidischen Bindung ist natürlich nicht nur das C1-Atom beteiligt, sondern auch noch ein C4-Atom, die „Idee" für diese Bindungen geht aber immer vom anomeren C-Atom aus. Wie Zucker untereinander, aber auch mit anderen Molekülen (z. B. Aminosäuren) reagieren ist Thema dieses Abschnitts. Im schriftlichen Examen werden hierzu vor allem Fragen nach den **Bindungsarten** gestellt.

Die wichtigsten Verbindungen, mit denen Saccharide reagieren, sind:
- mit den OH-Gruppen anderer Saccharide oder Aminosäuren (O-glykosidische Bindung) und
- mit NH_2-Gruppen von Aminosäuren innerhalb von Peptiden oder mit DNA-Basen (s. 1.3.2, S. 13).

Außerdem ist es hilfreich, wenn du im Hinterkopf behälst, an welchem Kohlenstoffatom innerhalb eines Zuckermoleküls du mit dem Zählen beginnst. Da bei der Darstellung von glykosidischen Bindungen entweder die Haworth- oder die Sessel-/Wanne-Projektion benutzt werden, ist es unter Umständen gar nicht so einfach, das anomere C-Atom zu erkennen. Das gelingt dir am besten, wenn du das **Kohlenstoffatom suchst, das an zwei Bindungen mit Sauerstoff beteiligt ist**. Das anomere C-Atom ist deshalb wichtig, weil es besonders reaktionsfreudig ist.

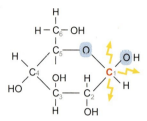

Abb. 21: C1-Atom von Hexosen in Haworth-Projektion

medi-learn.de/6-bc3-21

1.3.1 O-glykosidische Bindung

Die O-glykosidische Bindung entsteht bei der Reaktion der anomeren OH-Gruppe eines Zuckers A mit der OH-Gruppe eines anderen Moleküls. Im Kohlenhydrat-Stoffwechsel ist diese zweite OH-Gruppe meist Teil eines anderen Zuckermoleküls (Zucker B). Daneben ist aber auch die Reaktion mit den OH-Gruppen von Aminosäuren, wie z. B. der von Serin und Threonin, möglich. Je nachdem, ob die anomere OH-Gruppe des Zuckers A in α- (unten) oder β-Stellung (oben) vorliegt, bildet sich eine α-glykosidische Bindung oder eine β-glykosidische Bindung aus. Die häufigsten, im Physikum gefragten glykosidischen Bindungen sind die
- α-(1,4)-glykosidische Bindung,
- β-(1,4)-glykosidische Bindung und
- α-(1,6)-glykosidische Bindung.

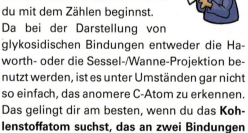

Abb. 20: α-(1,4)-glykosidische Bindung

medi-learn.de/6-bc3-20

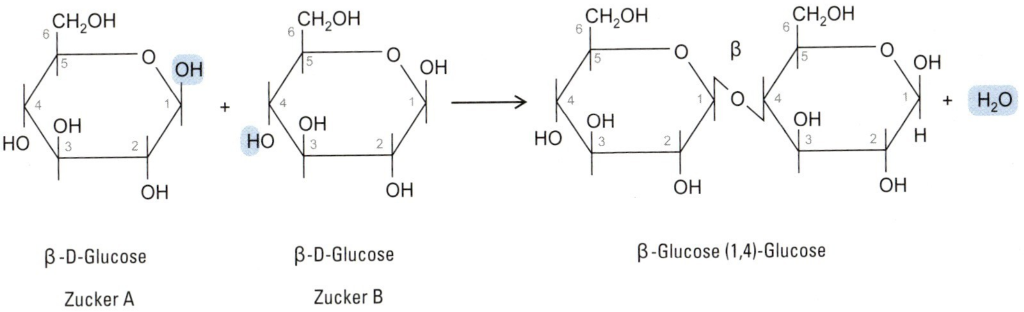

1.3.2 N-glykosidische Bindung

Abb. 22: β-(1,4)-glykosidische Bindung

medi-learn.de/6-bc3-22

α-(1,4)-glykosidische Bindung

Die häufigste in der Natur vorkommende glykosidische Bindung ist die zwischen dem C1-Atom eines Zuckers A und dem C4-Atom eines zweiten Zuckers B. In diesem Fall spricht man von einer (1-4)-glykosidischen Bindung. An dieser Stelle ist die Stellung der Hydroxylgruppe am C1-Atom (anomere OH-Gruppe) von Zucker A von Bedeutung (s. α- und β-D-Glucose, S. 6). Steht diese unten, spricht man von einer α-glykosidischen Bindung.

β-(1,4)-glykosidische Bindung

Nach dem gleichen Prinzip entsteht auch die β-glykosidische Bindung. Der Unterschied ist lediglich, dass bei der β-glykosidischen Bindung die anomere OH-Gruppe von Zucker A in β-Stellung steht (s. Abb. 22, S. 13).
Diese Unterscheidung ist deshalb wichtig, weil viele Enzyme entweder für die α- oder für die β-glykosidischen Bindungen spezifisch sind. So ist z. B. die β-glykosidische Bindung im Milchzucker Lactose die einzige, die von den Enzymen unseres Körpers gespalten werden kann. Die β-glykosidischen Bindungen innerhalb der Cellulose kann der Körper jedoch nicht spalten. Deshalb ist Cellulose für uns ein Ballaststoff, obwohl sie aus Glucosemolekülen besteht (s. Abb. 33, S. 18).

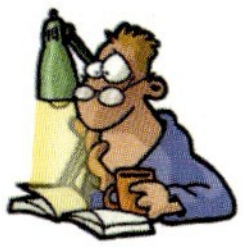

α-(1-6)-glykosidische Bindung

Neben der (1-4)glykosidischen Bindung kommt häufig auch die Bindung zwischen dem C1-Atom des einen (Zucker A) und dem C6-Atom eines anderen Zuckers (Zucker B) vor. Das Besondere an dieser Art der glykosidischen Bindung ist, dass bei Zucker B sowohl die Bindungsstelle am C1-Atom als auch die am C4-Atom noch unbesetzt sind, sodass hier die Kette über (1-4)-glykosidische Bindungen verlängert werden kann. **Durch (1-6)-glykosidische Bindungen kommt es daher zu einer Verzweigung der Kohlenhydratkette**. (1-6)-glykosidische Bindungen kommen in der Stärke und im Glykogen vor.

1.3.2 N-glykosidische Bindung

Reagiert das C1-Atom eines Saccharids nicht mit einer anderen OH-Gruppe, sondern mit einer NH-Gruppe eines anderen Moleküls, so entsteht eine N-glykosidische Bindung. N-glykosidische Bindungen werden zumeist an Asparaginreste geknüpft. Die Übertragung der Kohlenhydrate, z. B. bei der Synthese von Glykoproteinen, findet im rauen endoplasmatischen Retikulum statt. Als erstes Kohlenhydrat wird ein vorgefertigtes Oligosaccharid auf das Protein übertragen. N-glykosidische Bindungen kommen z. B. bei der Knüpfung von Kohlenhydratketten an Proteine (s. 1.6.2, S. 18) und an DNA-Basen vor, bei denen Ribose N-glykosidisch z. B. mit Adenin verbunden ist:

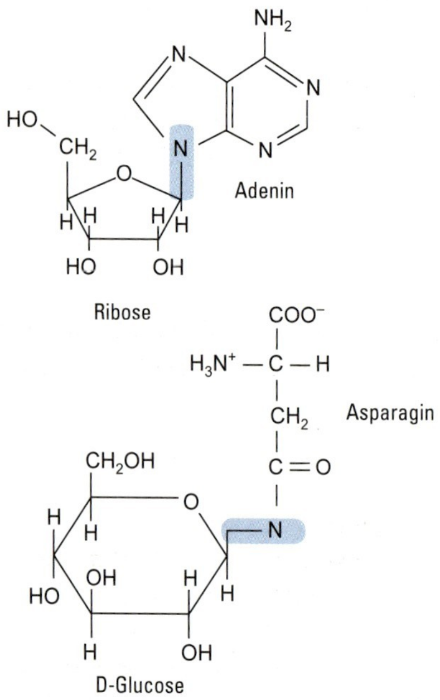

1 Kohlenhydrate

Abb. 23: N-glykosidische Bindung

medi-learn.de/6-bc3-23

führen ebenfalls zu einer vermehrten Glykosilierung über N-glykosidische Bindungen. Dieser Vorgang wird u. a. für die Spätschäden der Erkrankung verantwortlich gemacht.

1.4 Disaccharide

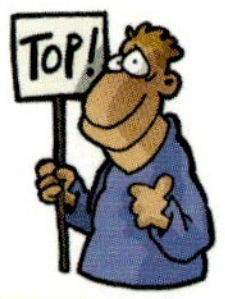

Nachdem du jetzt weißt, wie zwei Zucker miteinander reagieren, werden dir in diesem Kapitel die prüfungsrelevanten Disaccharide vorgestellt; und das sind nur diese drei:

- Saccharose (Glucose + Fructose),
- Lactose (Galaktose + Glucose) und
- Maltose (Glucose + Glucose).

Um so angenehmer, dass immer wieder viele Fragen nach ihren Bestandteilen und zu ihrer Spaltung gestellt werden. Als Faustregel gilt dabei:

> **Merke!**
>
> Alle drei Disaccharide enthalten Glucose. Sie unterscheiden sich lediglich bezüglich des zweiten Zuckers.

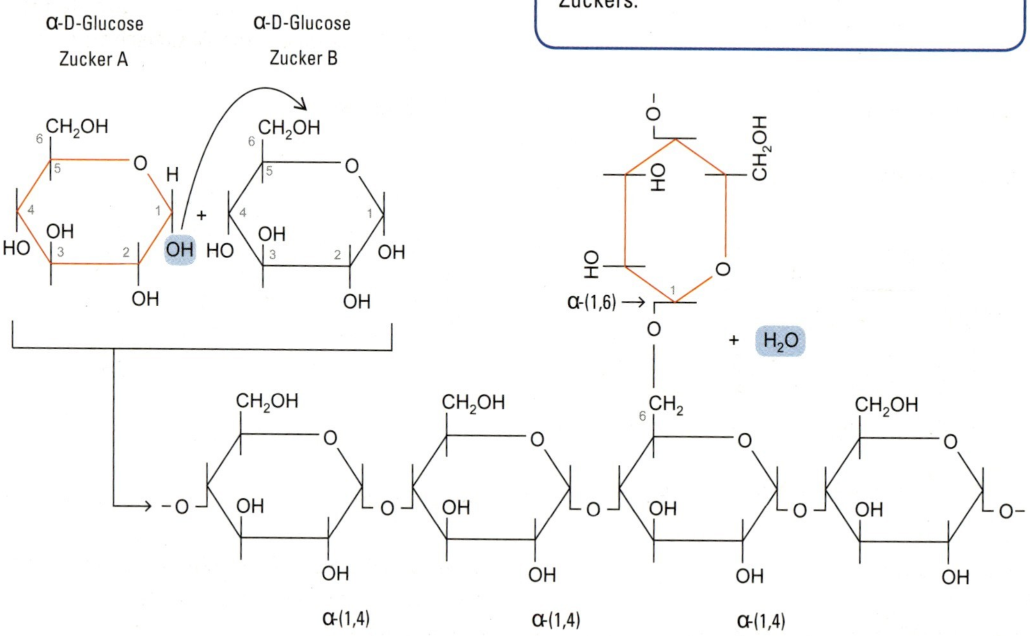

Übrigens ...
Die erhöhten Glucosespiegel, wie sie beim Diabetes mellitus vorkommen,

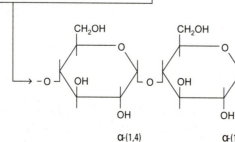

Abb. 24: α-(1-6)-glykosidische Bindung

medi-learn.de/6-bc3-24

1.4.1 Saccharose

Saccharose ist ein Disaccharid, bestehend aus den beiden Monosacchariden
- **Glucose** und
- **Fructose**.

> **Merke!**
>
> Da in der Saccharose beide anomeren OH-Gruppen an der Glykosidbindung teilnehmen, zählt Saccharose zu den NICHT-reduzierenden Zuckern.

nicht-reduzierender Zucker

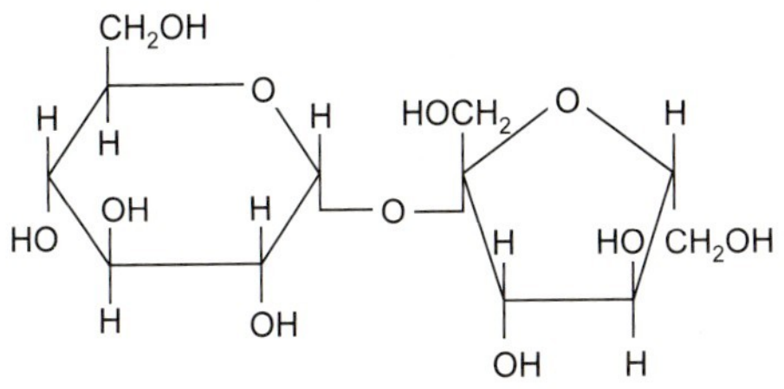

α-D-Glucose (1,2)-β-Fructose

Saccharose wird im Duodenum durch die im Bürstensaum lokalisierte **Saccharase** in die Monosaccharide Glucose und Fructose gespalten (s. 2.1.2, S. 28).

Abb. 25: Saccharose *medi-learn.de/6-bc3-25*

1.4.2 Lactose

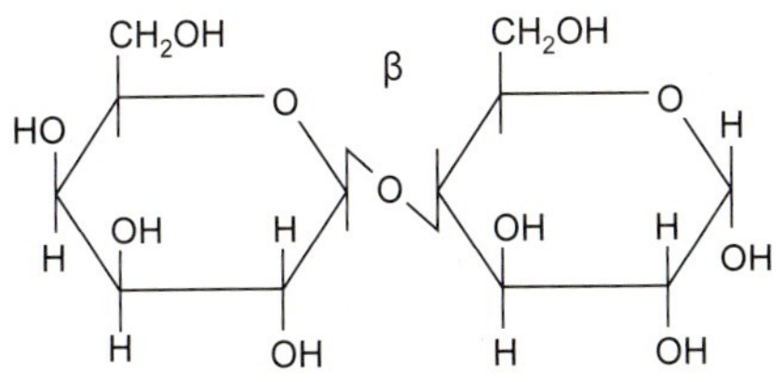

β-Galaktose (1,4)-Glucose

Abb. 26: Lactose *medi-learn.de/6-bc3-26*

Lactose (Milchzucker) ist ein Disaccharid, bestehend aus den beiden Monosacchariden
- **Galaktose** und
- **Glucose**.

Durch das ebenfalls im Bürstensaum des Duodenums lokalisierte Enzym **Lactase** (β-Glykosidase) wird Lactose in seine Monosaccharide gespalten.

> **Merke!**
>
> Die β-glykosidische Bindung der Lactose ist die einzige, die vom menschlichen Körper gespalten werden kann.

Übrigens …
- Lactose bitte nie mit Lactat, dem Endprodukt der anaeroben Glykolyse (s. 3.1.3, S. 37), verwechseln!
- Die Lactose-Intoleranz ist eine Stoffwechselkrankheit, bei der das Enzym defekt ist, welches die β-glykosidische Bindung der Lactose spaltet. Infolgedessen verbleibt das Disaccharid Lactose im Darmlumen, zieht osmotisch Wasser an und führt daher zu Durchfällen und Bauchschmerzen.

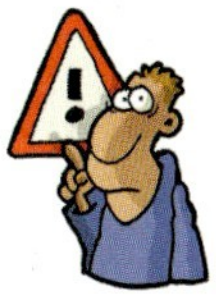

1.4.3 Maltose

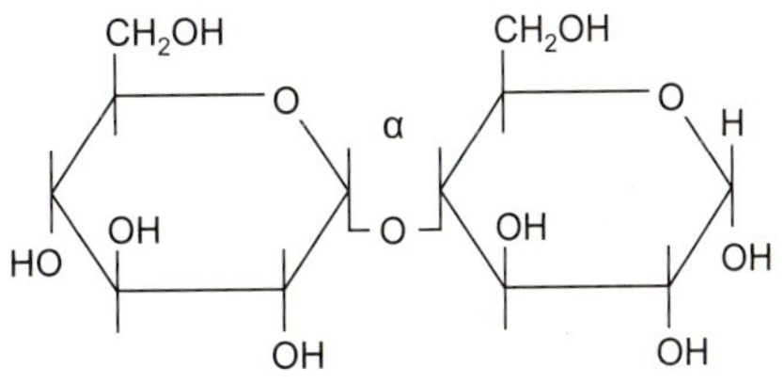

α-Glucose (1,4)-Glucose

Abb. 27: Maltose *medi-learn.de/6-bc3-27*

Maltose (Bierzucker) ist ein Disaccharid, das aus den beiden Monosacchariden
- **Glucose** und
- **Glucose** besteht.

1 Kohlenhydrate

Maltose (α-Glucose-(1,4)-Glucose) und Isomaltose (α-Glucose-(1,6)-Glucose) sind Produkte der Stärkespaltung durch die α-Amylase des Speichels und des Pankreas (s. 2.1.1, S. 27).

1.4.4 Reduzierende Disaccharide/Zucker

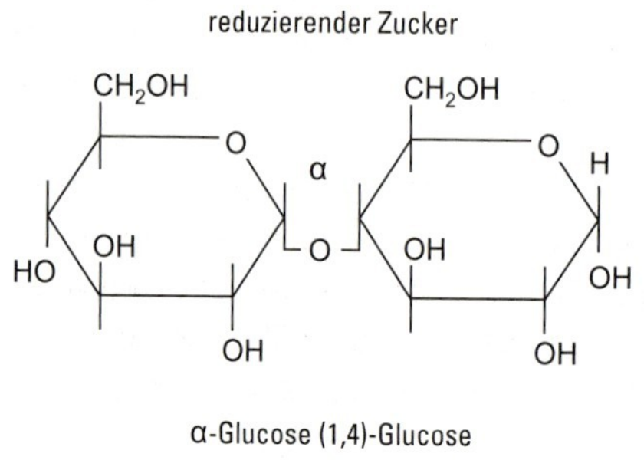

Abb. 28: Maltose: α-Glucose-(1,4)-Glucose

medi-learn.de/6-bc3-28

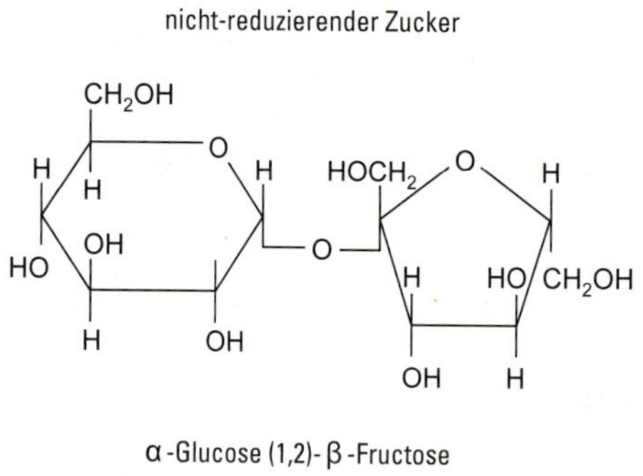

Abb. 29: Saccharose: α-Glucose-(1,2)-β-Fructose

medi-learn.de/6-bc3-29

Wie bereits angesprochen (s. 1.3, S. 11), ist die OH-Gruppe am C1-Atom besonders reaktionsfreudig und neigt dazu, mit anderen Molekülen Verbindungen einzugehen. Diese werden bei der Reaktion reduziert. Bleibt bei der Reaktion von z. B. zwei Monosacchariden zu einem Disaccharid eine der beiden anomeren OH-Gruppen frei, so spricht man von **reduzierenden Zuckern**, da die Kette am freigebliebenen C1-Atom verlängert werden kann. Demgegenüber sind bei **nicht-reduzierenden Zuckern** beide anomeren C1-Atome O-glykosidisch miteinander verbunden. Solch ein Disaccharid kann daher keine weiteren Glykosidbindungen mehr eingehen.

> **Merke!**
>
> Im Namen des nicht-reduzierenden Disaccharids Saccharose stehen zwei griechische Buchstaben (α und β). Reduzierende Zucker haben in ihrem Namen nur einen griechischen Buchstaben.

1.5 Oligosaccharide

Die Oligosaccharide sind endlich mal ein Thema, das du für das Physikum getrost vernachlässigen kannst.

Daher auch hier nur ganz kurz: Oligosaccharide nennt man Verbindungen, die aus drei bis zehn Monosacchariden bestehen. Sie spielen vor allem in Verbindung mit Proteinen, als Glykoproteine, eine Rolle (s. 1.6.2, S. 18).

1.6 Polysaccharide

Wie der Name schon nahe legt, bestehen Polysaccharide aus vielen (poly-) Zuckern (Sacchariden). Von Polysacchariden spricht man bei Molekülen, die aus mehr als zehn Monosacchariden bestehen.

Je nachdem, ob ein Polysaccharid aus nur einer Art von Zuckern aufgebaut ist, wie zum Beispiel das Glykogen und die Stärke nur aus Glucose, oder ob verschiedene Zucker glykosidisch miteinander verknüpft sind, spricht man von

- Homoglykanen (nur eine Art von Sacchariden, griech. homo: gleich) oder von
- Heteroglykanen (verschiedene Saccharide innerhalb eines Polysaccharids, griech. hetero: verschieden).

Für das Physikum solltest du dein Augenmerk vor allem auf die Bindungstypen innerhalb der Polysaccharide legen, sowie auf ihr Vorkommen und ihre Funktion.

1.6.1 Homoglykane

Homoglykane sind Polysaccharide, die aus nur einer Art von Sacchariden zusammengesetzt sind. Zu den Homoglykanen gehören vor allem die tierischen und pflanzlichen Reservekohlenhydrate
- Stärke,
- Glykogen und
- Cellulose.

Stärke

Stärke ist das **Speicherkohlenhydrat der Pflanzen**. Sie kommt unter anderem in den Samen von Pflanzen vor. So zum Beispiel in der Kartoffel, im Reis, in Nüssen etc. Stärke besteht aus den zwei Bestandteilen:
- **Amylose** und
- **Amylopektin**.

In der **Amylose** sind die Glucosemoleküle wie in der Maltose durch α-(1-4)-glykosidische Bindungen miteinander verknüpft. Sie enthält keine (1-6)-glykosidischen Bindungen und ist demnach ein unverzweigtes Polysaccharid.

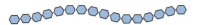

Abb. 30: Amylose   medi-learn.de/6-bc3-30

Amylopektin ähnelt der Amylose insofern, als dass sie ebenfalls aus α-(1-4)-glykosidisch verknüpften Glucoseeinheiten besteht. Zusätzlich kommen allerdings noch Verzweigungsstellen in Form von α-(1-6)-glykosidischen Bindungen vor.

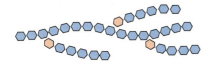

Abb. 31: Amylopektin   medi-learn.de/6-bc3-31

Stärke ist – abgesehen von zu vielen Süßigkeiten vielleicht – der wichtigste Lieferant von Glucose für unseren Körper. Die Stärke wird durch die in Parotis und Pankreas vorkommende α-Amylase in unterschiedlich große Oligosaccharide gespalten (s. 2.1.1, S. 27).

Glykogen

Glykogen ist das wichtigste **Speicherkohlenhydrat der Tiere** und des Menschen.
Die höchste Konzentration innerhalb des menschlichen Körpers findet sich in der Leber (etwa 10 % ihres Gewichts), die größte Menge in der Skelettmuskulatur (etwa 1 % der Muskelmasse). Vergleichbar mit dem Amylopektin der pflanzlichen Zelle, besteht Glykogen sowohl aus α-(1-4)- als auch aus α-(1-6)-glykosidisch miteinander verknüpften Glucosemolekülen. Im Vergleich zum Amylopektin ist das Glykogen jedoch stärker verzweigt.

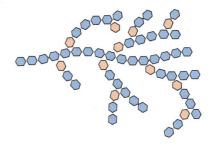

Abb. 32: Glykogen   medi-learn.de/6-bc3-32

Cellulose

Cellulose besteht aus **β-(1-4)-glykosidisch** miteinander verbundenen Glucosemolekülen. Obwohl Cellulose als pflanzliches Strukturkohlenhydrat in großen Mengen in der Natur vorkommt (Cellulose ist Bestandteil der pflanzlichen Zellwand), spielt es als Energielieferant in der menschlichen Zelle **KEINE Rolle**. Der Grund hierfür liegt darin, dass der Körper kein Enzym besitzt, das diese β-glykosidische Verbindung spalten kann (vgl. 1.4.2, S. 15).
Im Physikum wird immer wieder behauptet, dass Cellulose ein wichtiger Energielieferant des Menschen ist, darauf also bitte nicht reinfallen: **Cellulose ist nur ein Ballaststoff, KEIN Energielieferant!**

1 Kohlenhydrate

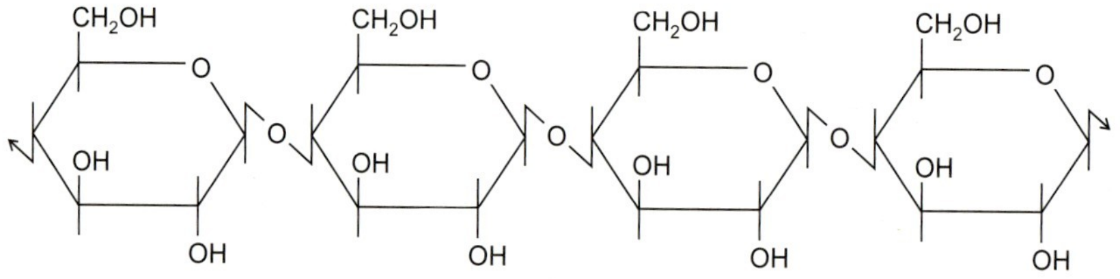

(β-Glucose (1,4)-Glucose)$_n$

Abb. 33: Cellulose

Dennoch ist Cellulose ein wichtiger Bestandteil der Nahrung, da sie die Darmperistaltik anregt und so der Entwicklung von Darmkrebs vorbeugt.

1.6.2 Heteroglykane

Heteroglykane sind vermutlich auch ein Thema, das du lieber morgen als heute machen würdest. Die Unterscheidung von Mucopolysacchariden, Proteoglykanen, Glykoproteine etc. ist sicherlich nicht mit dem größten Spaßfaktor verbunden, jedoch relativ einfach zu durchblicken.
Außerdem lassen sich bereits mit folgenden Fakten fast alle Fragen im schriftlichen Physikum zum Thema Heteroglykane beantworten:
1. Heteroglykane sind aus Disaccharideinheiten aufgebaute Linearpolymere.
2. Die einzelnen Saccharide in Heteroglykanen weisen typische Veränderungen auf: Sie sind reich an Uronsäuren und Sulfatestern.
3. Bei den in Heteroglykanen vorkommenden Monosacchariden handelt es sich IMMER um Hexosen.
4. Heteroglykane können kovalent an Proteine geknüpft sein. Man spricht dann von Proteoglykanen (enthalten mehr Zucker) oder Glykoproteinen (enthalten mehr Protein).

Übrigens ...
Die meisten Proteine im menschlichen Plasma und in der Interzellulärsubstanz, sind glykosyliert (mit Zuckern verbunden). Überwiegt der Proteinanteil gegenüber dem Zuckeranteil, spricht man von Glykoproteinen (Proteine mit Zuckern), besteht das Molekül vorwiegend aus Zuckern von Proteoglykanen (Zucker mit Proteinen).

Mucopolysaccharide

In Mucopolysacchariden, auch Glykosaminoglykane genannt, sind Disaccharideinheiten (β)-glykosidisch (1,3 und 1,4) miteinander verknüpft. Da keine (1,6)-glykosidischen Bindungen vorkommen, weisen Mucopolysaccharide eine **lineare Struktur** auf. Die Disaccharideinheiten bestehen aus Glucuronsäureresten und Aminozuckern, vor allem Glucosamin und Galaktosamin. Außerdem können die Disaccharide acetyliert und/oder sulfatiert sein. Durch die Glucuronsäure und Sulfatierung reagieren die Mucopolysaccharide **sauer**.
Beispiele für Mucopolysaccharide sind
- Hyaluronsäure, die im Bindegewebe und Corpus vitreum vorkommt und
- Chondroitinsulfat C, das v. a. im Knorpel anzutreffen ist.

Proteoglykane

Mucopolysaccharide sind häufig O-glykosidisch an Serinreste eines Proteins gebunden. Diese Struktur wird als **Core-Protein** bezeichnet und bildet das Rückgrat der Proteoglykane. Seine Aufgabe ist es, die Saccharidketten zu organisieren, damit sie nicht in der Gegend „rumschwimmen". Im Vergleich zu der Größe des Kohlenhydratanteils ist die Masse des Core-Proteins relativ gering.

1.6.2 Heteroglykane

Die Aufgabe der Mucopolysaccharide besteht in der Bindung von Wasser.

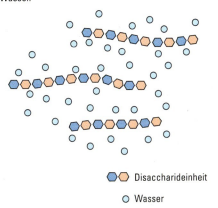

Abb. 34: Mucopolysaccharide *medi-learn.de/6-bc3-34*

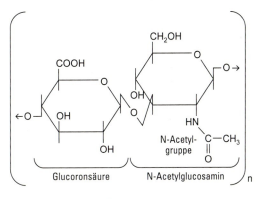

Hyaluronsäure

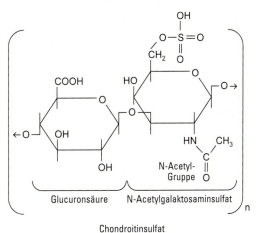

Chondroitinsulfat

Abb. 35: Disaccharideinheiten in Mucopolysacchariden
medi-learn.de/6-bc3-35

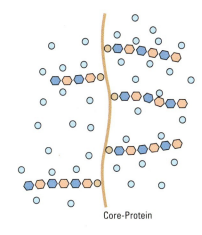

Abb. 36: Proteoglykan *medi-learn.de/6-bc3-36*

Übrigens ...
Sowohl Mucopolysaccharide als auch Proteoglykane haben die Fähigkeit – aufgrund ihres anionischen Charakters – Wasser zu binden und sind daher das „Geliermittel" der Extrazellulärsubstanz und verleihen so z. B. dem Knorpel seine Druckelastizität. Beispiele für Proteoglykane sind das Keratansulfat, das Dermatansulfat und auch das Heparin.

Glykoproteine

Ist der Proteinanteil eines Moleküls größer als sein Kohlenhydratanteil, so spricht man von Glykoproteinen. Die Anheftung von Zuckern an ein Protein – die Glykosylierung – ist übrigens die häufigste Art der posttranslationalen Veränderung von Proteinen. Dabei werden Oligosaccharidketten über O- und N-glykosidische Bindungen meist mit Asparagin (N-glykosidisch) oder mit Serin und Threonin (O-glykosidisch) an das Protein gebunden.

Außer dem Albumin sind alle Proteine des Blutplasmas glykosyliert. Entsprechend erfüllen Glykoproteine viele verschiedene Aufgaben. So sind sie z. B. als Immunglobuline für die körpereigene Abwehr verantwortlich oder

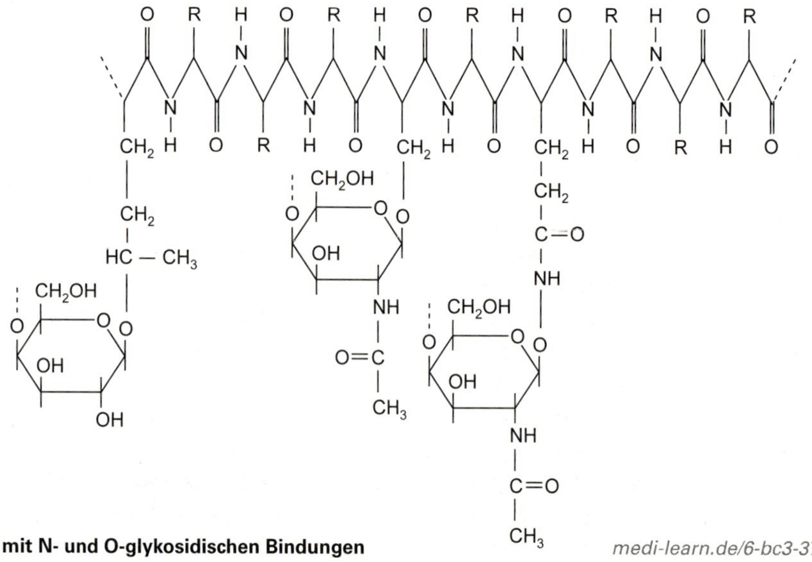

1 Kohlenhydrate

Abb. 37: Glykoprotein mit N- und O-glykosidischen Bindungen

dienen als Transportproteine dem Verschiffen von Fetten und anderen lipophilen Molekülen im Blut. Auch Hormone und Bestandteile der Blutgerinnung werden in glykosylierter Form sezerniert (z. B. Erythropoetin, Antithrombin III). Neben den im Plasma vorkommenden Proteinen ist auch eine Vielzahl von Membranproteinen der Zelle glykosyliert. Die Zuckerreste ragen dabei auf die extrazelluläre Seite und dienen z. B. als Rezeptoren zur Erkennung spezifischer Liganden wie Hormone. Im Darm spielen glykosylierte Proteine in Form der sogenannten Mucine eine wesentliche Rolle als Barriere zwischen Mukosa und Bakterien des Darms.

N-Acetylneuraminsäure (NANA)

Eine Substanz, die erst Anfang der Neunziger entdeckt wurde und immer häufiger im Physikum auftaucht, ist die **N-Acetylneuraminsäure**, **kurz NANA oder Neu-NAc**. NANA ist ein Molekül, das am Ende der meisten Zuckerketten mit **Galaktose** verbunden ist und Proteine vor dem Abbau durch die Leber bewahrt (s. Abb. 38, S. 20). Im Laufe eines Proteinlebens wird während der Zirkulation im Blut immer mehr NANA durch endothelständige Neuraminidasen entfernt. Je mehr Galaktosereste auf diese Weise freigelegt werden, desto stärker wird die Bindung an Galaktoserezeptoren auf den Leberzellen, bis das betreffende Protein schließlich aufgenommen und zerlegt wird.

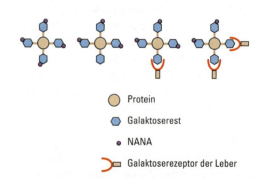

○ Protein
⬡ Galaktoserest
• NANA
⊃ Galaktoserezeptor der Leber

Abb. 38: Funktion von N-Acetylneuraminsäure

Übrigens …
NANA kann man gut mit der TÜV-Plakette an Autos vergleichen: Alle Glykoproteine, die zur Benutzung des Plasmas zugelassen sind, tragen am Ende ihrer Zuckerketten NANA als Beweis ihrer Daseinsberechtigung. Fehlt die Plakette NANA, so erkennt das sofort der TÜV (die Leber) und entfernt das Protein aus dem Plasma-Verkehr.

DAS BRINGT PUNKTE

Die **Strukturformeln** der einzelnen **Monosaccharide** und die verschiedenen Möglichkeiten ihrer Schreibweise solltest du dir sowohl für die Biochemie als auch für die organische Chemie einprägen. Bevor du jetzt einen Schreck kriegst und womöglich anfängst, alle Zucker in der Fischer-, Haworth- und Sessel-/Wanne-Projektion auswendig zu lernen, lässt sich das Ganze glücklicherweise auf folgende prüfungsrelevante Facts einschränken:
In der **Fischer-Projektion** solltest du kennen:
- die Ribose als einzige wichtige Pentose,
- die Glucose (Merkhilfe = „ta tü ta ta"),
- die Galaktose (Merkhilfe ist der durch Verbinden der Hydroxylgruppen entstehende „galaktische Fighter"),
- die Mannose und
- die Fructose als einzige relevante Ketohexose (Doppelbindung am C2-Atom).

In der **Haworth-Projektion** reicht es, für's Schriftliche die Glucose zu erkennen (Merkhilfe: Bei der Glucose steht die OH-Gruppe, die vernünftig in den Ring hineinpasst, als einzige oben, s. Abb. 12, S. 7).
In der Sessel-/Wanne-Projektion genügt es, zu erkennen, dass es sich um einen Zucker handelt sowie, welche OH-Gruppen axial und welche äquatorial stehen.

Um in dem begriffsverwirrenden Thema **Stereochemie der Kohlenhydrate** trotzdem punkten zu können, solltest du dir unbedingt merken, dass
- Isomere die gleiche Summenformel haben,
- Konstitutionsisomere unterschiedliche funktionelle Gruppen haben,
- Stereoisomere gleiche funktionelle Gruppen haben,
  - Enantiomere Spiegelbilder sind,
  - Diastereomere keine Spiegelbilder sind und mind. zwei Chiralitätszentren besitzen.
- wenn sich Diastereomere an mind. zwei Chiralitätszentren unterscheiden, jedoch nicht an allen (dann wären es Enantiomere), man diese Formen weiterhin nur Diastereomere nennt (s. S. 11).
- Diastereomere nennen sich Epimere, wenn sie sich nur an einem Chiralitätszentrum unterscheiden.
- Anomere der α- und β-Form sind, wenn sich Diastereomere am anomeren Zentrum (anomeres C-Atom) unterscheiden.

Der Bereich **Disaccharide** und **Polysaccharide** hat große Bedeutung im schriftlichen und im mündlichen Examen. Merken solltest du dir davon besonders, dass
- Disaccharide durch Reaktion der anomeren OH-Gruppe des einen Zuckers mit der OH-Gruppe eines zweiten Zuckers entstehen.
- die Reaktion eines Zuckers mit einer OH-Gruppe zu einer **O-glykosidischen Bindung** und die Reaktion der anomeren OH-Gruppe eines Saccharids mit einer Stickstoffgruppe eines anderen Moleküls zu einer **N-glykosidischen Bindung** führt.

Zur **O-glykosidischen Bindung** solltest du wissen, dass
- α-(1,4)-glykosidisch zu einem linearen Polysaccharid führt. Vorkommen unter anderem in Stärke und Glykogen.
- β-(1,4)-glykosidisch in der Lactose zwischen Galaktose und Glucose vorkommt und dies die einzige β-glykosidische Bindung ist, die unser Körper spalten kann. Die β-glykosidischen Bindungen der Cellulose können wir dagegen nicht spalten. Cellulose ist daher ein Ballaststoff.
- α-(1,6)-glykosidisch zur Verzweigung der Polysaccharidkette führt. Vorkommen im Amylopektin der Stärke und im Glykogen.

DAS BRINGT PUNKTE

Zur **N-glykosidischen Bindung** solltest du am Tag X parat haben, dass
- sie bei der Verknüpfung von Kohlenhydratketten mit Proteinen entsteht. Dabei reagiert die anomere OH-Gruppe des endständigen Zuckers mit der Aminogruppe von z. B. Asparagin.
- auch in den Nukleotiden der RNA, der DNA und im Adenosintriphosphat (ATP) N-glykosidische Bindungen vorkommen.

Bei den **Disacchariden** solltest du außerdem noch wissen, aus welchen einzelnen Monosacchariden sie aufgebaut sind und durch welche Enzyme sie gespalten werden:
- **Saccharose** wird durch die **Saccharase** in **Glucose** und **Fructose** gespalten,
- **Lactose** wird durch die **Lactase** in **Galaktose** und **Glucose** gespalten und
- **Maltose** wird durch die **Maltase** in **zwei Moleküle Glucose** gespalten.

Die Disaccharidasen sind alle im Bürstensaum der Mucosazellen des Duodenums lokalisiert.

Zum Thema **reduzierende Zucker** oder nicht, merke dir bitte Folgendes:
- Ist die anomere (reduzierende) OH-Gruppe eines Saccharids nicht an einer glykosidischen Bindung beteiligt, so spricht man von reduzierenden Zuckern.
- Saccharose ist ein nicht-reduzierender Zucker.

Während zu Oligosacchariden bisher kaum Fragen gestellt wurden, solltest du dich mit den **Polysacchariden** genauer befassen und wissen, dass man bei den Polysacchariden unterscheidet zwischen
- **Homoglykanen:**
  - Stärke: α-(1,4)- und α-(1,6)-glykosidisch verknüpfte Glucosemoleküle.
  - Glykogen: α-(1,4)- und α-(1,6)-glykosidisch verknüpfte Glucosemoleküle, stärker verzweigt als Stärke.
  - Cellulose: β-(1,4)-glykosidisch verknüpfte Glucosemoleküle, kann vom menschlichen Körper nicht abgebaut werden.
- **Heteroglykanen:**
  - Mucopolysaccharide (Glykosaminoglykane): Aus repetitiven Disaccharideinheiten aufgebaute Linearpolymere. Sie besitzen aufgrund des hohen Anteils an Uronsäuren und Sulfatestergruppen anionischen Charakter. Ihre Aufgabe ist die Wasserbindung. In Verbindung mit einem Core-Protein gelangt man zu den.
  - Proteoglykanen: Ihr Kohlenhydratanteil überwiegt gegenüber dem Proteinanteil.
  - Glykoproteine: Bis auf Albumin sind alle sezernierten Plasmaproteine Glykoproteine. Bei Glykoproteinen ist der endständige Galaktoserest mit N-Acetylneuraminsäure (NANA) verbunden.
- **NANA:**
  - N-Acetylneuraminsäure ist eine Art TÜV-Plakette für Plasmaproteine. Bei der Zirkulation des Proteins im Blut werden durch endothelständige Neuraminidasen NANA abgespalten und Galaktosereste freigelegt. Die Galaktose wird von Rezeptoren in der Leber erkannt und das Protein gebunden. Sind genügend NANAs abgespalten, wird die Bindung zwischen Rezeptor und Protein stark genug und das Protein so aus dem Plasma entfernt. Auf diese Weise bestimmt NANA die Verweildauer eines Proteins im Plasma.

FÜRS MÜNDLICHE

Im Bereich **Kohlenhydrate** werden häufig folgende Fragen in der mündlichen Prüfung gestellt.

1. Bitte erklären Sie, was ein Chiralitätszentrum ist.

2. Erklären Sie bitte, wie viele Chiralitätszentren Pentosen, wie viele Hexosen haben. An welchen C-Atomen sind diese Chiralitätszentren zu finden?

3. Bitte erklären Sie, wie folgendes Molekül heißt. Wie sieht die entsprechende Fischer-Projektion aus?

4. Bitte erläutern Sie den Unterschied zwischen Konstitutionsisomeren und Stereoisomeren. Nennen Sie mir bitte ein Beispiel für Konstitutionsisomere.

5. Erklären Sie bitte wie die beiden folgenden Moleküle heißen und wie sie stereochemisch zusammenhängen.

Molekül A   Molekül B

6. Erläutern Sie bitte, wieso es bei der Ringbildung von z. B. D-Glucose zu zwei unterschiedlichen Formen, der α- und der β-Form kommt. Bitte erklären Sie den stereochemische Zusammenhang zwischen diesen beiden Formen.

7. Bitte erläutern Sie, wie es zu einer glykosidischen Bindung kommt und welche unterschiedlichen Bindungsarten in diesem Zusammenhang unterschieden werden.

8. Erklären Sie bitte, worin der Unterschied zwischen reduzierenden und nicht-reduzierenden Zuckern besteht.

9. Bitte erläutern Sie, in welche Monosaccharide folgende Disaccharide gespalten werden und welches Enzym daran beteiligt ist.
   • Saccharose
   • Lactose
   • Maltose

10. Erklären Sie bitte, welche Aufgabe die N-Acetylneuraminsäure hat.

11. Erläutern Sie bitte die Gemeinsamkeiten/Unterschiede zwischen Cellulose und Stärke.

---

1. Bitte erklären Sie, was ein Chiralitätszentrum ist.
Ein Chiralitätszentrum liegt dann vor, wenn ein Kohlenstoff vier unterschiedliche Bindungspartner (Substituenten/Reste) besitzt.

2. Erklären Sie bitte, wie viele Chiralitätszentren Pentosen, wie viele Hexosen haben. An welchen C-Atomen sind diese Chiralitätszentren zu finden?
Pentosen haben drei Chiralitätszentren, an den C2-C4-Atomen. Aldohexosen haben ein

FÜRS MÜNDLICHE

C-Atom und daher auch ein Chiralitätszentrum mehr, also an den C2-C5-Atomen. Fructose (= eine Ketohexose) hat ebenfalls nur drei Chiralitätszentren an den C3-C5-Atomen.

3. Bitte erklären Sie, wie folgendes Molekül heißt. Wie sieht die entsprechende Fischer-Projektion aus?

Bei diesem Molekül handelt es sich um die Haworth-Projektion von α-D-Glucose. Die entsprechende Fischer-Projektion ist:

D-Glucose

4. Bitte erläutern Sie den Unterschied zwischen Konstitutionsisomeren und Stereoisomeren. Nennen Sie mir bitte ein Beispiel für Konstitutionsisomere.

Sowohl Konstitutionsisomere als auch Stereoisomere haben die gleiche Summenformel. Der Unterschied zwischen beiden besteht darin, dass Konstitutionsisomere unterschiedliche Bindungspartner an ihren C-Atomen aufweisen, und bei Stereoisomeren die Bindungspartner lediglich verschieden angeordnet sind. Glucose, eine Aldose, und Fructose, eine Ketose, sind z. B. Konstitutionsisomere.

5. Erklären Sie bitte wie die beiden folgenden Moleküle heißen und wie sie stereochemisch zusammenhängen.

Molekül A   Molekül B

Bei Molekül A handelt es sich um D-Glucose, Molekül B ist ihr C4-Epimer, die Galaktose. Epimere unterscheiden sich voneinander an nur einem Chiralitätszentrum.

6. Erläutern Sie bitte, wieso es bei der Ringbildung von z. B. D-Glucose zu zwei unterschiedlichen Formen, der α- und der β-Form kommt. Bitte erklären Sie den stereochemische Zusammenhang zwischen diesen beiden Formen.

Bei der Ringbildung von D-Glucose entsteht am C1-Atom ein neues Chiralitätszentrum, da die Doppelbindung aufgelöst wird. Die entstehende Hydroxylgruppe kann jetzt entweder unten liegen, wodurch die α-D-Glucose entsteht, oder oben liegen, wodurch die β-D-Glucose entsteht. α- und β-Form sind Anomere.

7. Bitte erläutern Sie, wie es zu einer glykosidischen Bindung kommt und welche unterschiedlichen Bindungsarten in diesem Zusammenhang unterschieden werden.

Unter glykosidischer Bindung versteht man die Bindung zwischen einem Mono-/Oligo-/Polysaccharid und einem anderen Molekül. Sie kommt dadurch zustande, dass die Hydroxylgruppe am C1-Atom sehr reaktionsfreudig ist und somit leicht mit OH- oder NH_2-Gruppen anderer Moleküle unter Wasserabspaltung reagiert. Entsprechend unter-

FÜRS MÜNDLICHE

scheidet man zwischen O- und N-glykosidischer Bindung.

8. Erklären Sie bitte, worin der Unterschied zwischen reduzierenden und nicht-reduzierenden Zuckern besteht.
Bleibt bei der Reaktion von z. B. zwei Monosacchariden zu einem Disaccharid eine der beiden anomeren OH-Gruppen frei, so spricht man von **reduzierenden Zuckern**, da die Kette am freigebliebenen, anomeren C-Atom noch mit anderen Molekülen reagieren kann. Diese werden bei der Reaktion reduziert. Demgegenüber sind bei **nicht-reduzierenden Zuckern** beide anomeren C-Atome O-glykosidisch miteinander verbunden. Dieses Disaccharid kann jetzt keine weiteren Glykosidbindungen eingehen.

9. Bitte erläutern Sie, in welche Monosaccharide folgende Disaccharide gespalten werden und welches Enzym daran beteiligt ist.
– Saccharose
– Lactose
– Maltose

Saccharose wird durch die Saccharase in Glucose und Fructose gespalten.
Lactose wird durch die Laktase in Galaktose und Glucose gespalten.
Maltose wird durch die Maltase in zwei Moleküle Glucose gespalten.

10. Erklären Sie bitte, welche Aufgabe die N-Acetylneuraminsäure hat.
NANA ist ein besonderes Plasma-Glykoprotein, das am Ende der meisten Zuckerketten mit Galaktose verbunden ist und Proteine vor dem Abbau durch die Leber bewahrt. Während der Zirkulation im Blut wird immer mehr NANA durch endothelständige Neuraminidasen entfernt. Je mehr Galaktosereste auf diese Weise freigelegt werden, desto stärker wird die Bindung an die Galaktoserezeptoren auf den Leberzellen, bis das betreffende Protein schließlich aufgenommen und zerlegt wird.

11. Erläutern Sie bitte die Gemeinsamkeiten/ Unterschiede zwischen Cellulose und Stärke.
Cellulose und Stärke sind beides Homoglykane, bestehend aus vielen Monosacchariden Glucose. Während die einzelnen Glucosemoleküle in der Stärke α-(1,4)-glykosidisch miteinander verknüpft sind, und Stärke dadurch das wichtigste Nahrungskohlenhydrat des Menschen ist, kann der Körper die β-(1,4)-glykosidischen Bindungen der Cellulose nicht spalten. Cellulose ist daher ein Ballaststoff.
Ein weiterer Unterschied besteht darin, dass in der Stärke neben den α-(1,4)-glykosidischen Bindungen zusätzliche α-(1,6)-glykosidische Bindungen vorkommen und Stärke daher ein verzweigtes Polysaccharid ist.

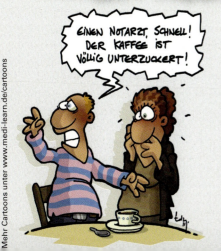

Pause

10 Minuten Pause!
Hier was zum Grinsen für Zwischendurch ...

Ein besonderer Berufsstand braucht besondere Finanzberatung.

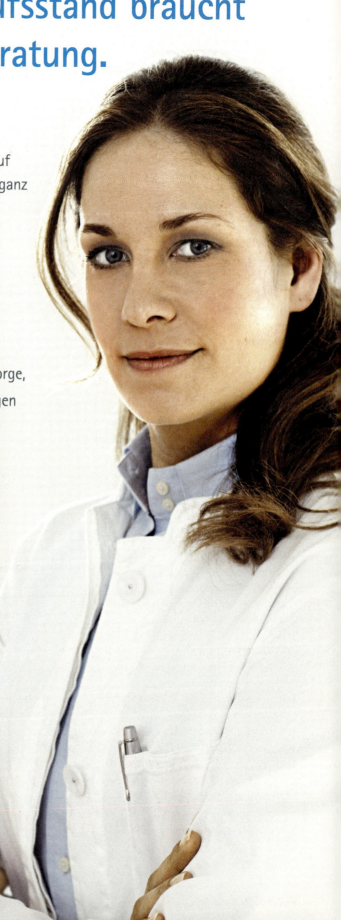

Als einzige heilberufespezifische Finanz- und Wirtschaftsberatung in Deutschland bieten wir Ihnen seit Jahrzehnten Lösungen und Services auf höchstem Niveau. Immer ausgerichtet an Ihrem ganz besonderen Bedarf – damit Sie den Rücken frei haben für Ihre anspruchsvolle Arbeit.

- Services und Produktlösungen vom Studium bis zur Niederlassung
- Berufliche und private Finanzplanung
- Beratung zu und Vermittlung von Altersvorsorge, Versicherungen, Finanzierungen, Kapitalanlagen
- Niederlassungsplanung & Praxisvermittlung
- Betriebswirtschaftliche Beratung

Lassen Sie sich beraten!
Nähere Informationen und unseren Repräsentanten vor Ort finden Sie im Internet unter
www.aerzte-finanz.de

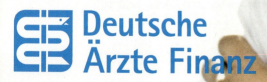

Standesgemäße Finanz- und Wirtschaftsberatung

2 Verdauung und Resorption der Kohlenhydrate

Fragen in den letzten 10 Examen: 5

Das erste Kapitel war zugebenermaßen sehr chemisch. Das wird sich in diesem Kapitel etwas bessern, denn jetzt geht es um die Verdauung und Resorption der Saccharide. Bevor wir jedoch beginnen, solltest du dir noch ein Stück Schokolade oder Brot genehmigen. Dann können wir nämlich zeitgleich besprechen, was unser Körper gerade mit den aufgenommenen Sacchariden anstellt.

Stärke und zu kleineren Teilen aus Glykogen (in Fleisch), Saccharose (in Früchten) sowie Lactose (in Milch).

2.1.1 Spaltung von Stärke und Glykogen

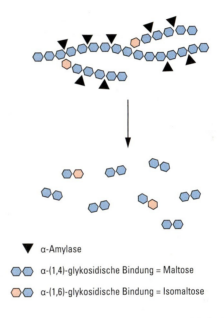

Abb. 40: Spaltung von Stärke *medi-learn.de/6-bc3-40*

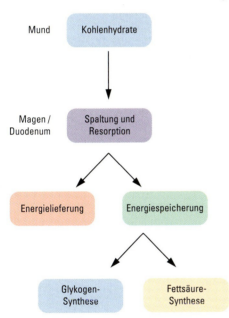

Abb. 39: Verdauung und Nutzung der Kohlenhydrate
medi-learn.de/6-bc3-39

2.1 Verdauung der Kohlenhydrate

Der Kohlenhydratanteil in der Nahrung eines gesunden jungen Menschen sollte – abhängig von der körperlichen Aktivität – bei 45–50 % liegen, was einem absoluten Gewicht von etwa 300 g Kohlenhydraten pro Tag entspricht. Bei einer ausgewogenen Ernährung besteht dieser Kohlenhydratanteil zum größten Teil aus

Die mit der Nahrung aufgenommenen Kohlenhydrate Stärke (z. B. in Form von Brot) und Glykogen (z. B. in Form eines saftigen Steaks) werden durch die in **P**arotis und **P**ankreas enthaltene **α-Amylase** in kleinere Saccharideinheiten gespalten. Die α-Amylase ist **spezifisch für α-1,4-glykosidische Bindungen** und somit nicht in der Lage, die ebenfalls in Glykogen und Stärke vorkommenden α-1,6-glykosidischen Verzweigungsstellen zu knacken. Endprodukte der Stärkeverdauung durch die α-Amylase sind deshalb zwei unterschiedliche Disaccharide, nämlich die **Maltose** (α-Glucose-(1,4)-Glucose) und die **Isomaltose** (α-Glucose-(1,6)-Glucose).

2 Verdauung und Resorption der Kohlenhydrate

> **Merke!**
>
> Bitte merke dir für die Prüfung, dass die α-Amylase NICHT als inaktive Vorstufe sezerniert (wie die Verdauungsenzyme der Proteine, z. B. Trypsin) und daher auch NICHT über limitierte Proteolyse aktiviert wird.

2.1.2 Verdauung der Disaccharide

Die beim Stärke- und Glykogenabbau entstehenden Disaccharide Maltose und Isomaltose, aber auch die anderen mit der Nahrung aufgenommenen Disaccharide wie Lactose und Saccharose, werden vor ihrer Resorption in ihre Monosaccharidbausteine zerlegt.

> **Übrigens ...**
> Die Lokalisation der hierfür verantwortlichen **Disaccharidasen** wurde immer wieder gerne gefragt. Du solltest dir hierzu merken, dass diese Enzyme **im Bürstensaum der Mucosa lokalisiert sind**. Die Disaccharidasen sind also epithelständig und werden daher NICHT in den Dünndarm sezerniert.

Ihr Name leitet sich von dem zu spaltenden Disaccharid durch Anhängen der Endung –ase ab.
So spaltet
- die Lactase **Lactose** in Glucose und Galaktose,
- die **Saccharase** Saccharose in Glucose und Fructose und
- die **Maltase** Maltose in Glucose und Glucose.

In einzelne Zucker zerlegt, kann die Resorption der Monosaccharide beginnen.

2.1.3 Resorption der Glucose

Die Resorption von Sacchariden erfolgt im Dünndarm. Während die Aufnahme von Fructose durch erleichterte Diffusion erfolgt, von daher eher „langweilig" ist und wenig Raum für schwierige Fragen lässt, bietet die Resorption von Glucose einige Besonderheiten. Und wie immer sind Besonderheiten hervorragend als Prüfungsstoff geeignet.

Die bei der Stärke- und Glykogenverdauung freigesetzte Glucose wird im Dünndarm von den Zellen der Mucosa resorbiert. Da die Konzentration von Glucose im Darmlumen im Vergleich zu der Glucosekonzentration in den Enterozyten (Zellen der Darmschleimhaut) relativ gering ist, muss die Glucose entgegen ihres Konzentrationsgradienten transportiert werden. Daher erfordert dieser Transport Energie und wird als **aktiver Transport** bezeichnet.

Immer wieder wird im Physikum versucht, die Studenten in Bezug auf die Art des aktiven Transports zu verwirren. Daher solltest du folgende Arten unterscheiden und richtig zuordnen können:

- Beim **primär aktiven Transport** wird während des Transportvorgangs die zum Transport benötigte Energie durch die Spaltung von ATP zur Verfügung gestellt. Das wichtigste Beispiel für den primär aktiven Transport ist die Na/K-ATPase.
- Beim **sekundär aktiven Transport** wird die benötigte Energie NICHT während des Transportprozesses in Form von ATP verbraucht. Der sekundär aktive Transport nutzt vielmehr die Energie aus einem anderen (primären) Transportprozess, um die gewollten Moleküle entgegen ihres Gradienten zu transportieren. Beispiele hierfür sind die Aufnahme von Glucose und Galaktose in die Enterozyten.

> **Merke!**
>
> Das wichtigste Beispiel für einen sekundär aktiven Transport ist der Na-Glucose-Transporter in der luminalen Membran der Mucosazellen.

2.1.3 Resorption der Glucose

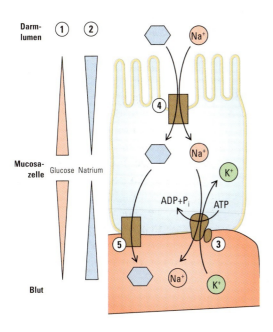

Abb. 41 a: Resorption von Glucose
medi-learn.de/6-bc3-41a

Nach diesem kurzen Exkurs zu den Mechanismen des aktiven Transports folgt jetzt en detail der Weg der Glucose vom Darm ins Blut (s. Abb. 41 a, S. 29):
Die Glucose-Konzentration im Darmlumen ist im Vergleich zu der in den Mucosazellen relativ gering (1). Um sie dennoch resorbieren zu können, muss die Glucose entgegen ihres Konzentrationsgradienten (bergauf) transportiert werden, was Energie erfordert. Im Gegensatz dazu ist die Konzentration der Natrium-Ionen im Darmlumen im Vergleich zu der in den Mucosazellen relativ hoch (2). Das bedeutet, dass die Natrium-Ionen entlang ihres Konzentrationsgradienten (bergab) in die Zellen transportiert werden können. Dieser Konzentrationsgradient wird durch den primär aktiven Transporter Natrium-Kalium-ATPase (3) in der basolateralen Membran aufrecht gehalten, der Natrium aus der Zelle heraus und Kalium vom Blut in die Zelle hinein transportiert.
Die beim Einwärtstransport von Natrium aus dem Darmlumen entlang seines Konzentrationsgradienten freiwerdende Energie reicht aus, um gleichzeitig Glucose mit in die Zelle zu befördern (4). Da bei dieser Transportart unmittelbar kein ATP verbraucht wird, sondern der ATP-Verbrauch an einer anderen Stelle (die Na-/K-ATPase) stattfindet, spricht man bei der Glucoseresorption von einem **sekundär aktiven Na-Symport** oder eben **sekundär aktiven Transport**. Mit Aufnahme der Glucose in die Enterozyten ist die schwierigste Etappe gemeistert. In das Blut gelangt die Glucose dann durch **erleichterte Diffusion** (5), da die Blut-Glucosekonzentration im Verhältnis zur Glucosekonzentration in der Mucosazelle niedriger ist und Glucose daher bergab transportiert wird.

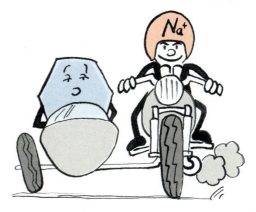

Abb. 41 b: Sekundär aktive Glucoseresorption
medi-learn.de/6-bc3-41b

Weitere Beispiele für einen sekundär aktiven Transport sind
- die Resorption von Aminosäuren aus dem Intestinaltrakt und
- die Rückresorption von Glucose sowie Aminosäuren in den Tubuli der Niere.

Noch eine Sache solltest du dir unbedingt zur Resorption von Glucose im Duodenum merken, und zwar, dass diese **insulinunabhängig** erfolgt. Dies kannst du recht gut behalten, wenn du dabei an die Patienten denkst, die kein oder zu wenig Insulin besitzen: die Diabetiker. Diese Patienten haben einen relativen Mangel an

2 Verdauung und Resorption der Kohlenhydrate

Insulin und fallen meist durch **erhöhte Blut-Glucosespiegel** auf. Wäre die Resorption von Glucose im Magen-Darm-Trakt insulinabhängig, würde bei Insulinmangel weniger Glucose aufgenommen werden, und die Blut-Glucose-Konzentration müsste beim Diabetiker erniedrigt sein. Daraus lässt sich schließen:

> **Merke!**
>
> Die Glucoseresorption in den Mucosazellen erfolgt insulin**un**abhängig.

Übrigens ...
Bei Insulinmangel ist auch die hepatische Gluconeogenese gesteigert, wodurch der Blut-Glucosespiegel zusätzlich erhöht wird.

Auf ihrem weiteren Weg gelangt die Glucose aus der Mucosazelle durch erleichterte Diffusion in das Pfortaderblut und mit ihm zur Leber. Wie in fast allen anderen Stoffwechselprozessen spielt die Leber auch im Kohlenhydratstoffwechsel eine bedeutende Rolle: Sie sorgt für die Aufrechterhaltung eines konstanten Blut-Glucosespiegels. Bei einem Überangebot an Kohlenhydraten speichert die Leber Glucose in Form von Glykogen, um dann – z. B. zwischen den Mahlzeiten – durch Abbau des Glykogens erneut Glucose freizusetzen.

2.2 Glucosetransporter

Nachdem die Glucose über den sekundär aktiven Na-Symport von den Darmmucosazellen aufgenommen und über erleichterte Diffusion an das Blut abgegeben wurde, gelangt sie im Blutplasma zu den Körperzellen. Die Aufnahme in die jeweiligen Zielzellen erfolgt mit besonderen und gern gefragten Transportern, den Glucosetransportern oder kurz GLUTs. Der Transportprozess, an dem diese Glucosetransporter beteiligt sind, entspricht dem Prinzip der **erleichterten Diffusion**, was bedeutet, dass die Glucose dabei ohne ATP-Verbrauch entlang ihres Konzentrationsgradienten vom Blutplasma in die Zellen transportiert wird.

In den unterschiedlichen Geweben kommen verschiedene GLUTs vor, deren Eigenschaften (z. B. die Transportkapazität) genau auf die jeweiligen Zielzellen abgestimmt sind. Bislang wurden sieben Glucosetransporter identifiziert, von denen du glücklicherweise aber nur vier kennen musst.

Dein besonderes Augenmerk sollte dabei auf GLUT 2 und GLUT 4 liegen, da diese beiden besonders häufig im Examen gefragt wurden.

GLUT 1. Dieser Glucosetransporter ist in unserem Körper am Weitesten verbreitet. Er kommt in fast allen Zellen vor und dient der basalen Versorgung der Zellen mit Glucose.

GLUT 2. GLUT 2 kommt vor allem in **Hepatozyten und den β-Zellen des Pankreas** vor. Seine Affinität gegenüber Glucose ist sehr gering (hoher KM-Wert), sodass er nur bei hohen Blut-Glucosekonzentrationen aktiv wird. Er dient Leber und Pankreas als **Glucosesensor**. Diese beiden Organe reagieren bei Überschreiten eines bestimmten Schwellenwerts an Blutglucose mit der Synthese von Glykogen (s. 4.1, S. 56) oder der Ausschüttung von Insulin (Pankreas).

GLUT 3. Dieser Glucosetransporter dient wie GLUT 1 der basalen Glucoseversorgung der Zellen. Er kommt vor allem in Nervenzellen vor.

GLUT 4. Die wichtigste Tatsache, die du dir zu GLUT 4 merken solltest, ist, dass dieser Glucosetransporter **insulinabhängig** ist. Er kommt vor allem in der **Skelettmuskulatur und den Adipozyten** vor, wo er in Anwesenheit von Insulin die Aufnahme von Glucose in die Zellen vermittelt. Die Wirkung von Insulin auf GLUT 4 ist in Abb. 42 a, S. 31 und Abb. 42 b, S. 31 dargestellt.

2.2 Glucosetransporter

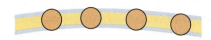

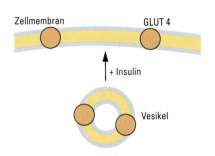

Die GLUT 4 einer Zelle befinden sich sowohl in der Plasmamembran als auch in intrazellulären Vesikeln (a). Unter dem Einfluss von Insulin verschmelzen die Vesikel mit der Plasmamembran, wodurch die Anzahl der GLUT 4 dort erhöht wird (b).

Abb. 42 a: GLUT 4 in Abwesenheit von Insulin
medi-learn.de/6-bc3-42a

Abb. 42 b: GLUT 4 in Anwesenheit von Insulin
medi-learn.de/6-bc3-42b

DAS BRINGT PUNKTE

Die **Verdauung und Resorption der Stärke** ist ein sehr anschauliches Thema, zu dem du dir zum Glück nur wenige Fakten merken musst. Diese tauchen dafür im Physikum gehäuft auf, was überaus angenehm ist:
- Stärke wird durch die in Parotis und Pankreas enthaltene α-Amylase in Maltose und Isomaltose gespalten.
- Die Spaltung der Disaccharide erfolgt durch die entsprechenden Disaccharidasen, die im Bürstensaum der Dünndarmmucosa lokalisiert sind.
- Die Glucoseresorption in die Mucosazellen erfolgt durch einen sekundär aktiven Na-Symport. Sie ist **insulinunabhängig**.
- Die Abgabe von Glucose an das Blut geschieht durch erleichterte Diffusion entlang des Konzentrationsgradienten von Glucose.

Für die **Glucosetransporter** lohnt sich das Lernen folgender Fakten:
- Der Glucosetransporter GLUT 2 befindet sich in Leber und Pankreas, wo er als Glucosesensor fungiert. Er wird erst bei hohen Blutglucosekonzentrationen aktiv und ist **insulinunabhängig**.
- Der Glucosetransporter GLUT 4 ist ein vor allem in Skelettmuskel und Fettgewebe vorkommender, **insulinabhängiger** Transporter. In Abwesenheit von Insulin erfolgt die Speicherung von GLUT 4 in intrazellulären Vesikeln, die unter Insulineinfluss in die Membran transloziert (verlagert) werden.

FÜRS MÜNDLICHE

In der Mündlichen werden aus dem Bereich **Verdauung und Resorption der Kohlenhydrate** häufig diese Fragen gestellt:

1. Bitte erklären Sie, wie die Stärkespaltung erfolgt und was ihr Endprodukt ist.
2. Was wissen Sie zur Resorption von Glucose?
3. Nennen Sie mir bitte drei wichtige Glucosetransporter, ihr Vorkommen und ihre Funktion.

1. Bitte erklären Sie, wie die Stärkespaltung erfolgt und was ihr Endprodukt ist.
Stärke wird durch die in Parotis und Pankreas enthaltene α-Amylase gespalten. Die α-Amylase ist spezifisch für α-(1,4)-glykosidische Bindungen, sodass als Endprodukte der Stärkeverdauung durch die α-Amylase Maltose und Isomaltose entstehen.

2. Was wissen Sie zur Resorption von Glucose?
Die Resorption von Glucose erfolgt durch einen sekundär aktiven Na-Symport. Dieser nutzt den Konzentrationsunterschied von Natrium über der luminalen Membran, um Glucose entgegen ihres Gradienten in die Mucosazellen zu transportieren. Die Resorption von Glucose ist im Dünndarm/Duodenum lokalisiert und erfolgt insulinunabhängig. Die Abgabe der Glucose an das Blut findet mittels erleichterter Diffusion statt.

FÜRS MÜNDLICHE

3. Nennen Sie mir bitte drei wichtige Glucosetransporter, ihr Vorkommen und ihre Funktion.

1. Der Glucosetransporter GLUT 2 ist in Leber und Pankreas lokalisiert und dient dort als Glucosesensor. Er wird erst bei hohen Blutglucosekonzentrationen aktiv und ist insulinunabhängig.
2. Der Glucosetransporter GLUT 4 ist ein – vor allem in Skelettmuskel und Fettgewebe vorkommender – insulinabhängiger Transporter. In Abwesenheit von Insulin erfolgt die Speicherung von GLUT 4 in intrazellulären Vesikeln, die unter Insulineinfluss in die Membran verlagert werden.
3. Ein weiterer wichtiger Glucosetransporter ist der in der luminalen Membran von Mucosazellen vorkommende Na-Glucose-Cotransporter. Durch ihn erfolgt die Resorption von Glucose aus dem Dünndarm in die Mucosazellen. Dieser Transportprozess ist sekundär aktiv, d. h., dass hierbei die Energie NICHT direkt aus ATP gewonnen wird.

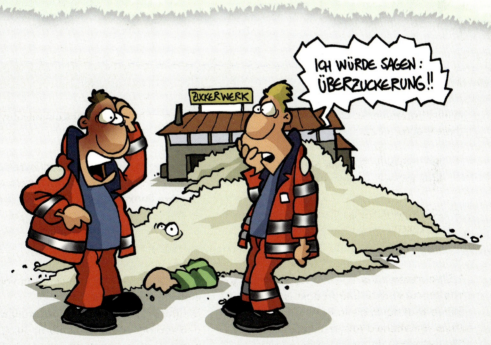

Mehr Cartoons unter www.medi-learn.de/cartoons

Pause

Lehn' dich zurück und mach doch einfach mal kurz Pause ...

3 Abbau & Aufbau von Glucose

📊 Fragen in den letzten 10 Examen: 23

Nachdem die Glucose durch **sekundär aktiven Na-Symport** resorbiert wurde (s. S. 29), gelangt sie mit dem Blutstrom zu den Körperzellen und dient dort entweder der Energiegewinnung oder der Energiespeicherung. Dieses Kapitel beschäftigt sich mit der Gewinnung von Energie aus Glucose über die zentralen Stoffwechselwege der Glykolyse und der Gluconeogenese. Die Speicherung von Energie über den Glykogen-Stoffwechsel wird anschließend in Kapitel 4, S. 56, besprochen.

3.1 Glykolyse

Der Abbau von Glucose findet in der Glykolyse statt (-lyse = auflösen). Dabei entstehen aus einem Molekül Glucose zwei Moleküle Pyruvat. Der Sinn der Glykolyse liegt in der Bereitstellung von Energie. Je nachdem, ob Sauerstoff vorhanden ist oder nicht, kann die Glykolyse **aerob** oder **anaerob** (s. 3.1.3, S. 37) ablaufen. **Der Unterschied zwischen aerober und anaerober Glykolyse besteht vor allem im Schicksal des gebildeten Pyruvats und von NADH/H⁺.** Zunächst werden hier diejenigen Schritte der Glykolyse besprochen, die aerob und anaerob gleich ablaufen.

Die **Glykolyse** besteht aus zehn Einzelreaktionen, die **alle im Zytosol** ablaufen (s. Abb. 44, S. 35). Sie ist ein sehr umfangreiches Thema, das hier auch detailliert besprochen wird, da die Glykolyse sowohl im schriftlichen als auch im mündlichen Examen häufig gefragt wird. Die Strukturformeln sind dabei nicht so wichtig, die an den Reaktionen beteiligten Enzyme dagegen schon. Vor allem die irreversiblen Reaktionen der Glykolyse, die in der Gluconeogenese umgangen werden, solltest du kennen und besser noch auswendig lernen.

Die Glykolyse lässt sich grob in zwei Abschnitte unterteilen:

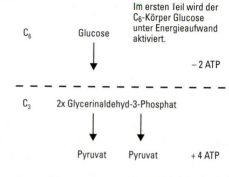

Im ersten Teil wird der C_6-Körper Glucose unter Energieaufwand aktiviert.

Nach der Spaltung in zwei C_3-Körper werden diese unter Energiegewinn umgebaut.

Abb. 43: Übersicht Glykolyse *medi-learn.de/6-bc3-43*

Erklärung zu Abb. 44

1. Zu Beginn der Glykolyse wird Glucose ATP-abhängig zu Glucose-6-Phosphat phosphoryliert. Das hierfür verantwortliche Enzym ist die Hexokinase (in Leber und und den ß-Zellen des Pankreas die Glucokinase). Dieser erste Schritt der Glykolyse ist **irreversibel**.

2. Im nächsten Schritt isomerisiert Glucose-6-Phosphat zu Fructose-6-Phosphat (Enzym = Glucose-6-Phosphat-Isomerase).

3. Durch anschließende Phosphorylierung am C1-Atom entsteht Fructose-1,6-Bisphosphat. Diese Reaktion benötigt ATP, wobei ein Phosphatrest durch die **Phospho-Fructokinase** auf Fructose-6-Phosphat übertragen wird. Auch die Phospho-Fructokinase-Reaktion ist **irreversibel**. Außerdem stellt sie den **geschwindigkeitsbestimmenden Schritt** der Glykolyse dar und ist damit das **Schrittmacherenzym**.

3.1 Glykolyse

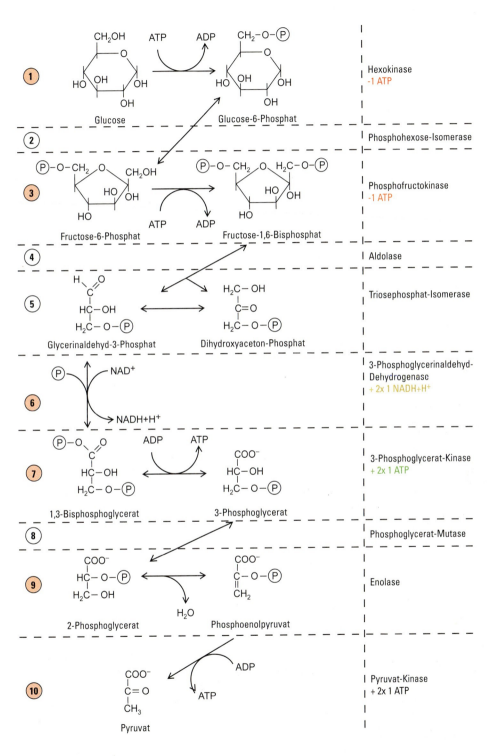

Abb. 44: Glykolyse

3 Abbau & Aufbau von Glucose

Hier befindet sich daher auch die wichtigste Regulationsstelle innerhalb der Glykolyse (s. 3.1.4, S. 41).

4. Fructose-1,6-Bisphosphat wird jetzt durch die Aldolase A in die beiden Triosen Glycerinaldehyd-3-Phosphat (GAP) und Dihydroxyacetonphosphat (DHAP) gespalten.
5. Diese beiden Triosen sind Isomere und können durch die Triosephosphat-Isomerase ineinander umgewandelt werden. Diese Umwandlung ist nötig, weil bei der Hexose-Spaltung durch die Aldolase vorwiegend Dihydroxyacetonphosphat entsteht, für die Weiterverarbeitung in der Glykolyse jedoch Glycerinaldehyd-3-Phosphat benötigt wird.
6. An das Glycerinaldehyd-3-Phosphat wird nun ein anorganisches Phosphat geheftet, wodurch eine energiereiche Verbindung – das 1,3-Bisphosphoglycerat – entsteht. Das beteiligte Enzym 3-Phosphoglycerinaldehyd-Dehydrogenase benötigt NAD$^+$ als Coenzym, auf das bei der Reaktion zwei Wasserstoffatome übertragen werden.
7. 1,3-Bisphosphoglycerat wird durch die 3-Phosphoglyceratkinase phosphorylytisch gespalten, wodurch 3-Phosphoglycerat entsteht. Die energiereiche Phosphosäureanhydridbindung dient zur Synthese von ATP aus ADP. Dieser Vorgang wird Substratkettenphosphorylierung genannt (s. 3.1.1, S. 36).
8. Das 3-Phosphoglycerat erfährt dann einige Umwandlungen, deren Ziel es ist, den energiearmen Phosphatrest am C3-Atom in eine energiereiche Stellung zu bringen. Zunächst wird dazu das 3-Phosphoglycerat durch die Phosphoglyceratmutase zu 2-Phosphoglycerat umgewandelt. Der Phosphatrest steht jetzt also am C2-Atom. Die Phosphoglyceratmutase benötigt 2,3-Bisphosphoglycerat als Cofaktor.
9/10. Unter Wasserabspaltung durch die Enolase entsteht schließlich der sehr energiereiche Enolester Phosphoenolpyruvat, der den jetzt aktivierten Phosphatrest auf ADP übertragen kann. Hierbei entstehen ATP und Pyruvat. Katalysierendes Enzym dieser zweiten Substratkettenphosphorylierung ist die Pyruvatkinase. Die Pyruvatkinase-Reaktion ist auch die dritte und damit letzte irreversible Reaktion der Glykolyse.

3.1.1 Substratkettenphosphorylierung

Von Substratkettenphosphorylierung spricht man immer dann, wenn innerhalb eines Stoffwechselwegs (Substratkette) frei werdende Energie in Form von ATP/GTP gespeichert wird. Die drei Beispiele für eine Substratkettenphosphorylierung in unserem Körper sind
- die 3-Phosphoglyceratkinase-Reaktion (Glykolyse),
- die Pyruvatkinase-Reaktion (Glykolyse) und
- die Succinatthiokinase-Reaktion (Citratzyklus).

3.1.2 Hexokinase/Glucokinase

Der erste Schritt der Glykolyse – von Glucose zu Glucose-6-Phosphat – kann durch zwei unterschiedliche Enzyme katalysiert werden: entweder durch die Hexokinase oder durch deren Isoenzym, die Glucokinase. Das ist dann aber auch schon die einzige Gemeinsamkeit, die diese beiden Enzyme aufweisen. In den Physika wurden bislang häufig die Unterschiede zwischen diesen beiden Enzymen gefragt: Während die Hexokinase in der Lage ist, alle Hexosen zu phosphorylieren, ist die Glucoki-

	Hexokinase	Glucokinase
Reaktion	Glucose → Glucose-6-P	Glucose → Glucose-6-P
Substrate	alle Hexosen	Glucose
Affinität	hoch (K_M niedrig)	niedrig (K_M hoch)
Hemmung	durch Glucose-6-P	/
Vorkommen	in allen Zellen	in Leber und Pankreas

Tab. 1: Gegenüberstellung der Isoenzyme Hexokinase und Glucokinase

nase für Glucose spezifisch (daher auch ihr Name). Auch die Affinität (das Bindungsbestreben) der beiden Isoenzyme zu ihrem jeweiligen Substrat ist verschieden: Die **Hexokinase** hat ein sehr hohes Bindungsbestreben und daher einen **niedrigen K_M-Wert** zu ihren Substraten. Dies bedingt, dass sie in der gleichen Zeit mehr Substrate umsetzt als ihr Isoenzym, die **Glucokinase**, die einen **hohen K_M-Wert** und damit eine niedrige Affinität hat.
Auch in der Art der Regulation unterscheiden sich die **Hexokinase** und die Glucokinase: Die Hexokinase wird durch ihr Reaktionsprodukt **Glucose-6-Phosphat gehemmt, die Glucokinase nicht**.

Die Hexokinase ist also, vereinfacht betrachtet, effektiver als die Glucokinase. Sie kann alle Hexosen phosphorylieren und das auch noch ziemlich schnell, während die Glucokinase ein langsamer Fachidiot ist, der nur eine Art von Hexosen umsetzt und das auch noch langsam. Dafür ist sie allerdings sehr emsig und immer am Arbeiten (wird nicht gehemmt).
Diese sehr prüfungsrelevanten Unterschiede werden besser verständlich, wenn du dir die unterschiedliche Funktion der beiden Enzyme vor Augen hältst:
– Die Hexokinase kommt in allen Geweben vor und katalysiert dort den ersten Schritt der Glykolyse, die Phosphorylierung der Glucose zu Glucose-6-Phosphat.
– Die Glucokinase ist nur in der Leber und den β-Zellen des Pankreas vorhanden und ihre Genexpression wird durch Insulin induziert, was bedeutet, dass sie nur bei hohen Blutglucosekonzentrationen aktiv wird (da nur dann auch vermehrt Insulin ausgeschüttet wird).

3.1.3 Aerobe/anaerobe Glykolyse

Die Glykolyse kann sowohl in Anwesenheit (aerob) als auch in Abwesenheit von Sauerstoff (anaerob) ablaufen. Bei beiden Prozessen sind die unter 3.1, S. 34 besprochenen Vorgänge identisch. Der Unterschied zwischen aerober und anaerober Glykolyse liegt lediglich im weiteren Schicksal des entstandenen Pyruvats und des in der 3-Phosphoglycerinaldehyd-Dehydrogenase-Reaktion entstandenen NADH/H⁺. In Anwesenheit von Sauerstoff – also unter aeroben Bedingungen – wird Pyruvat über den mitochondrialen **Pyruvatdehydrogenase-Komplex (PDH)** in den Citratzyklus eingeschleust, unter anaeroben Bedingungen wird Pyruvat durch die **Lactatdehydrogenase (LDH)** zu Lactat reduziert.

> **Merke!**
>
> Die **Pyruvatdehydrogenase**, die Pyruvat zu Acetyl-CoA abbaut bitte NIE mit der **Lactatdehydrogenase** verwechseln, die aus Pyruvat unter anaeroben Bedingungen Lactat herstellt.

Eine andere Möglichkeit der Weiterverarbeitung von Pyruvat ist dessen Transaminierung zur Aminosäure Alanin in der Glutamat-Pyruvat-Transaminase-Reaktion (GPT).

Aerobe Glykolyse

Voraussetzungen für die aerobe Glykolyse sind
– die Anwesenheit von Sauerstoff und
– das Vorhandensein von Mitochondrien (Lokalisation der Atmungskette).

Sind diese beiden Bedingungen erfüllt, können die Wasserstoff-Ionen des in der 3-Phosphoglycerinaldehyd-Dehydrogenase-Reaktion gebildeten NADH/H⁺ in der Atmungskette (im Mitochondrium) auf Sauerstoff übertragen werden.

Atmungskette

$NADH/H^+ + O^{2-} \rightarrow NAD^+ + H_2O$ $\Sigma = 2{,}5$ ATP

Chemisch gesehen handelt es sich hierbei um die Knallgas-Reaktion, deren frei werdende Energie in Form von ATP gespeichert wird. So

3 Abbau & Aufbau von Glucose

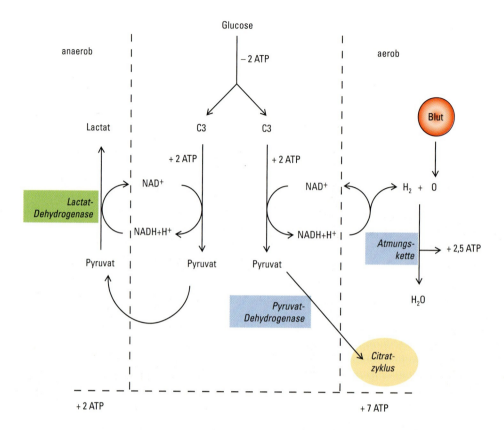

Abb. 45: Vergleich aerobe und anaerobe Glykolyse

medi-learn.de/6-bc3-45

kommen – zusätzlich zu den **2 ATP**, die direkt in der Glykolyse entstehen – pro Molekül NADH/H$^+$ noch 2,5 ATP hinzu. Da die aerobe Glykolyse insgesamt zwei Moleküle NADH/H$^+$ (jeder C3-Körper eines) liefert, sieht ihre Energiebilanz so aus:

Reaktion	Glykolyse	Atmungskette
Hexokinase	–1 ATP	
Phosphofruktokinase	–1 ATP	
3-Phosphoglyceratkinase	+2 ATP	
Pyruvatkinase	**+2 ATP**	
3-Phosphoglycerinaldehyd-Dehydrogenase		+2 NADH/H$^+$ → 2 · 2,5 ATP = 5 ATP

Σ = 7 ATP

Tab. 2: Energiebilanz der aeroben Glykolyse

Diese 7 ATP sind die maximal mögliche Energieausbeute der aeroben Glykolyse. Nachdem im ersten Teil der Glykolyse durch die Hexokinase-Reaktion und die Phosphofructokinase-Reaktion jeweils ein ATP verbraucht wurden (insgesamt also zwei), liefert der zweite Teil der Glykolyse pro entstehendem Pyruvat durch Substratkettenphosphorylierung zwei ATP (insgesamt also vier), was bis hierher ein Plus von zwei ATP ergibt.

Bis zu diesem Punkt unterscheidet sich die aerobe noch nicht von der anaeroben Glykolyse. Der Unterschied ergibt sich erst jetzt, in Form der Weiterverarbeitung des ebenfalls in der Glykolyse entstehenden NADH/H$^+$. Dieses wird im zweiten Teil der Glykolyse durch die 3-Phosphoglycerinaldehyd-Dehydrogenase-Reaktion gebildet. Unter aeroben Bedingungen kann

3.1.3 Aerobe/anaerobe Glykolyse

[Strukturformeln: Pyruvat + Glutamat ⇌ (GPT) Alanin + α-Ketoglutarat]

Abb. 46: Glutamat-Pyruvat-Transaminase
medi-learn.de/6-bc3-46

NADH/H⁺ in der Atmungskette oxidiert werden, wobei pro Molekül NADH/H⁺ noch einmal zweieinhalb ATP entstehen, was insgesamt fünf ATP ergibt. Zusätzlich zu den zwei bereits vorhandenen, entstehen so pro Molekül Glucose unter aeroben Bedingungen **sieben Moleküle ATP**.

Hierbei ist nicht die Energie berücksichtigt, die noch im Pyruvat steckt. Diese wird unter aeroben Bedingungen aber erst im Citratzyklus frei und sollte daher streng (v. a. im Examen) von der Glykolyse getrennt werden.

Gesamtsummengleichung der aeroben Glykolyse

Im Physikum und gelegentlich auch in der mündlichen Prüfung wird gerne nach der Gesamtsummengleichung von Stoffwechselwegen gefragt. Um solcherlei Fragen zu beantworten, musst du wissen, was für den Stoffwechselweg benötigt wird und was am Ende dabei entsteht. Am Beispiel Glykolyse sieht das so aus:

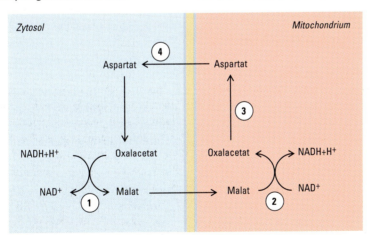

1. Zuerst werden die Wasserstoffatome von zytosolischem NADH/H⁺ auf Oxalacetat übertragen. Das hierbei entstehende **Malat** wird ins Mitochondrium transportiert.
2. Im Mitochondrium verläuft diese Reaktion in umgekehrter Richtung: Malat gibt die Wasserstoffatome an **mitochondriales** NAD⁺ ab, und es entsteht Oxalacetat + NADH/H⁺.
3. Da auch Oxalacetat die Mitochondrienmembran **NICHT** einfach überqueren kann (s. a. 3.2, S. 44), muss es dafür in eine transportfähige Form umgewandelt werden. Dies geschieht in einer **Transaminierungsreaktion** (GOT, s. Biochemie 2) zu **Aspartat**.
4. Aspartat wird dann vom Mitochondrium in das Zytosol transportiert und dort wieder zu Oxalacetat transaminiert, sodass Oxalacetat für einen erneuten Transportzyklus zur Verfügung steht.

Abb. 47: Malat-Aspartat-Shuttle
medi-learn.de/6-bc3-47

3 Abbau & Aufbau von Glucose

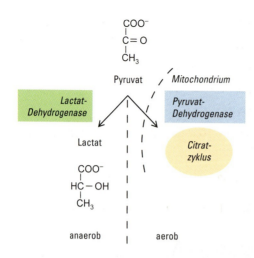

Abb. 48: Schicksal des Pyruvats

medi-learn.de/6-bc3-48

In die Glykolyse fließen ein:
1 Glucose + 2 ATP + 2 NAD⁺ + 4 ADP + 4 P

In der Glykolyse entstehen:
2 Pyruvat + 2 ADP + 2 P + 2 NADH/H⁺ + 4 ATP

Die Gesamtsummengleichung der Glykolyse lautet nach Kürzen:
1 Glucose + 2 NAD⁺ + 2 ADP + 2 P → 2 Pyruvat + 2 NADH/H⁺ + 2 ATP

Malat-Aspartat-Shuttle. Um das NADH/H⁺ in der Atmungskette oxidieren zu können, muss es aus dem Zytosol (Lokalisation der Glykolyse) in die Mitochondrien (Lokalisation der Atmungskette) transportiert werden. Mitochondrien haben jedoch keinen Transporter für NADH/H⁺, und einfach so kann NADH/H⁺ die Mitochondrienmembran auch nicht überqueren. Die Lösung dieses Problems ist eine Umgehungsreaktion, der **Malat-Aspartat-Shuttle**, auch Malat-Aspartat-Zyklus genannt (s. Abb. 47, S. 39).

Anaerobe Glykolyse

Bei der anaeroben Glykolyse ist nicht das Pyruvat, sondern das – in einer zusätzlichen, elften (reversiblen) Reaktion – durch die Lactatdehydrogenase entstehende Lactat das **Endprodukt** (s. Abb. 48, S. 40).
Dieser Schritt ist notwendig, um das in der 3-Phosphoglycerinaldehyd-Dehydrogenase-Reaktion entstandene NADH/H⁺ zu NAD⁺ zu regenerieren und damit einsatzfähig zu erhalten. Aber alles der Reihe nach (s. Abb. 49, S. 40).
Die Reaktionen vom Glycerinaldehyd-3-Phosphat über 1,3-Bisphosphoglycerat zu 3-Phosphoglycerat und letztendlich über weitere Schritte hin zum Pyruvat kennst du bereits aus der aeroben Glykolyse (s. 3.1, S. 34). Hier entsteht NADH/H⁺ und in der 3-Phosphoglyceratkinase-Reaktion durch die Substratkettenphosphorylierung ATP. Die beiden Wasserstoffatome des NADH/H⁺ würden unter aeroben Bedingungen mit dem Sauerstoff aus dem Blut in der Atmungskette zu H₂O reagieren (s. S. 37). Wenn jedoch kein Sauerstoff vorhanden ist, muss die Zelle das ent-

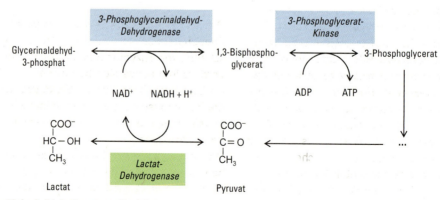

Abb. 49: Lactatdehydrogenase-Reaktion

medi-learn.de/6-bc3-49

standene NADH/H⁺ irgendwie anders zurück zu NAD⁺ verwandeln, da die Glykolyse sonst zum Erliegen käme (es wäre irgendwann kein NAD⁺ mehr da). Und genau dafür sorgt die schon angesprochene elfte Reaktion der Lactatdehydrogenase, die aus Pyruvat Lactat macht und damit auch aus NADH/H⁺ wieder NAD⁺. Diese anaerobe Notlösung bringt allerdings wesentlich weniger Energie als die aerobe Variante.

> **Merke!**
>
> Durch die anaerobe Glykolyse ist der Körper in der Lage, auch ohne Sauerstoff eine minimale Energieproduktion von zwei ATP/Molekül Glucose aufrecht zu erhalten.

In Hefezellen ist unter anaeroben Bedingungen nicht Lactat das Endprodukt der Glykolyse. Hier wird Pyruvat durch die NADH/H⁺ abhängige Alkoholdehydrogenase in Ethanol umgewandelt. Da Erythrozyten keine Mitochondrien besitzen, decken sie ihren gesamten Energiebedarf über die anaerobe Glykolyse.

Übrigens ...
Wenn der Körper seinen gesamten Energiebedarf durch die anaerobe Glykolyse decken wollte, müsste man pro Tag in etwa 10 kg Kohlenhydrate mit der Nahrung aufnehmen.

Die Energieausbeute der anaeroben Glykolyse ist – wie bereits erwähnt – wesentlich kleiner als die der aeroben Glykolyse: Dadurch, dass kein Sauerstoff für die Atmungskette zur Verfügung steht, kann NADH/H⁺ nicht mehr oxidiert werden und somit auch keine zusätzlichen drei ATP pro Molekül NADH/H⁺ liefern. Die Gesamtenergieausbeute reduziert sich so auf die direkt in der Glykolyse entstehenden zwei ATP. Im Erythrozyten ist die Ausbeute sogar noch kleiner, weil ein Teil des energiereichen 1,3-Bisphosphoglycerats zur Stabilisierung des Hämoglobins in das energiearme 2,3-Bisphosphoglycerat umgewandelt wird.

Reaktion	Glykolyse	Atmungskette
Hexokinase	–1 ATP	
Phosphofruktokinase	–1 ATP	
3-Phosphoglyceratkinase	+2 ATP	
Pyruvatkinase	**+2 ATP**	
3-Phosphoglycerinaldehyd-Dehydrogenase	+2 NADH/H⁺ →	**NICHT** möglich

Σ = 2 ATP

Tab. 3: Energiebilanz der anaeroben Glykolyse

> **Merke!**
>
> Bei der anaeroben Glykolyse werden aus einem Molekül Glucose zwei Moleküle Lactat gebildet. Dabei werden auch zwei Moleküle ATP nach folgender Gleichung gebildet:
> Glucose + 2 P$_i$ + 2 ADP → 2 Lactat + 2 ATP

3.1.4 Regulation der Glykolyse

Im folgenden Abschnitt wird die Regulation der Glykolyse erklärt. Nach Bearbeitung dieses Kapitels wirst du das Wort Phosphorylierung vermutlich nicht mehr hören können. Aber es ist nun einmal so: Die Glykolyse wird durch Phosphorylierung und Dephosphorylierung verschiedener Enzyme reguliert.

Das reversible Hinzufügen und Abspalten von Phosphatresten an Enzymen (An- und Ausschalten von Enzymen mithilfe von Phosphat) wird als Interkonversion bezeichnet.
Im Zusammenhang mit der Glykolyse wurde die Interkonversion bislang in beinahe jedem Physikum gefragt und wird daher hier ganz genau besprochen.
Die wichtigste Regulationsstelle der Glykolyse befindet sich an der Phosphofructokinase (PFK1). Die PFK1 katalysiert die Reaktion von Fructose-6-Phosphat zu Fructose-1,6-Bisphos-

phat. Ihre Aktivität ist ohne Aktivator sehr, sehr niedrig, was bedeutet, dass die Glykolyse ohne positive Verstärkung so gut wie gar nicht abläuft.
Hierzu wird Fructose-6-Phosphat durch die **Phosphofructokinase-2** (PFK2) zu Fructose-2,6-Bisphosphat umgewandelt. Dieses **Fructose-2,6-Bisphosphat ist der stärkste allosterische Aktivator der PFK1**!

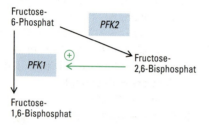

Abb. 50: Synthese von Fructose-2,6-Bisphosphat

medi-learn.de/6-bc3-50

Die Synthese von Fructose-2,6-Bisphosphat durch die PFK2 und die Beeinflussung der Glykolyse durch die Hormone Insulin und Glukagon/Adrenalin solltest du für das schriftliche Physikum UNBEDINGT parat haben.

Wirkung von Glukagon/Adrenalin auf die Glykolyse der Leber

Du sparst dir viel Lernerei, wenn du dir die Regulation des Kohlenhydratstoffwechsels – und damit ist nicht nur die Regulation der Glykolyse gemeint, sondern auch die des Glykogenstoffwechsels (s. 4, S. 56) – anhand des Hormons Glukagon einprägst, (die Wirkung von Adrenalin auf die Glykolyse entspricht der des Glukagons und wird daher hier nicht weiter mit aufgeführt). Zusätzlich dazu solltest du dich fragen, welches Ziel die Ausschüttung von Glukagon hat: Soll Glukagon den Blutzuckerspiegel heben oder senken? Macht es Sinn, dass unter Glukagoneinfluss die Glykolyse schneller abläuft oder sollte sie da eher langsamer werden?

Glukagon ist ein Peptidhormon, das vom Pankreas ausgeschüttet wird, um zwischen den Mahlzeiten und während des Fastens eine konstante Blutglucosekonzentration aufrecht zu erhalten, sodass die Zellen, die auf Glucose angewiesen sind (z. B. Nervenzellen und Erythrozyten), versorgt werden können. Die Erhöhung des Blutglucosespiegels gelingt Glukagon vor allem über zwei Mechanismen:
1. Verlangsamung des Glucoseabbaus durch Hemmung der Glykolyse und

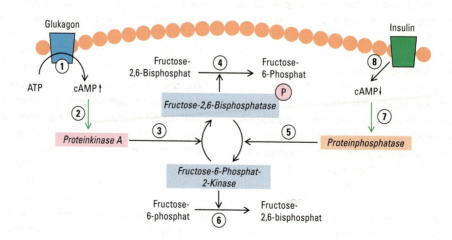

Abb. 51: Regulation der Glykolyse

medi-learn.de/6-bc3-51

3.1.4 Regulation der Glykolyse

2. Glucosefreisetzung aus zellulären Speichern durch die Glykogenolyse.

Wie bereits erwähnt (s. 3.1.4, S. 41), ist die Glykolyse auf die Anwesenheit von Fructose-2,6-Bisphosphat angewiesen, das die PFK1 aktiviert. Um die Glykolyse hemmen zu können, muss Glukagon es also irgendwie schaffen, Fructose-2,6-Bisphosphat zu eliminieren. Wie Glukagon das gelingt, solltest du dir unbedingt merken, zum einen, weil das immer wieder gefragt wird – sowohl im schriftlichen als auch im mündlichen Examen – und zum anderen, weil du dir dadurch den Wirkmechanismus des Insulins ableiten kannst.

> **Merke!**
> – Durch die Bindung von Glukagon an seinen Rezeptor wird die Adenylatcyclase aktiviert, die ATP zu cAMP (1) umwandelt.
> – Die Erhöhung des cAMP-Spiegels in der Zelle aktiviert die Proteinkinase A (2).

Diese beiden Aussagen solltest du unbedingt zur Glukagonwirkung lernen. Alles weitere lässt sich davon ableiten:
Glukagon soll die Glykolyse hemmen, damit Glucose eingespart wird. Das heißt, dass der allosterische Aktivator der Glykolyse – das Fructose-2,6-Bisphosphat – zu Fructose-6-Phosphat abgebaut werden muss (4). Diese abbauende Reaktion wird durch die Fructose-2,6-Bisphosphatase (F-2,6-BPase) katalysiert (Phosphatase bedeutet, dass dieses Enzym einen Phosphatrest abspaltet). Und genau dieses Enzym wird durch Glukagon aktiviert. Für das schriftliche Physikum solltest du außerdem noch wissen, dass die **F-2,6-BPase im phosphorylierten Zustand aktiv** ist. Das passt auch wunderbar zur Wirkung von Glukagon: Es aktiviert über die Erhöhung des cAMP-Spiegels die Proteinkinase-A (2) (Kinasen heißen so, weil sie reversibel an Enzyme Phosphatgruppen anfügen). Diese Kinase macht, was ihrer Natur entspricht und phosphoryliert die F-2,6-BP-Phosphatase (3), die dadurch aktiv wird.

Übrigens ...
Glukagon wird bei Hunger ausgeschüttet. Wenn du dir merkst, dass Phosphat ein Hungerbote ist, kannst du dir ableiten, welche Enzyme phosphoryliert aktiv und welche inaktiv sind: Alle Enzyme, die den Blutglucosespiegel erhöhen, sind demnach phosphoryliert aktiv. Dies sind die
1. Fructose-2,6-Bisphosphatase
2. Glykogenphosphorylase-Kinase
3. Glykogenphosphorylase

Die Enzyme, die den Blutglucosespiegel senken, sind demnach dephosphoryliert aktiv. Dies sind die
1. Fructose-6-Phosphat-2-Kinase (PFK2)
2. Glykogensynthase

Das Gleiche gilt auch für die Enzyme, die die anderen Energiespeicher (Fett und Proteine) auffüllen oder leeren. Phosphoryliert aktiv ist hier die
– Triacylglycerin-Lipase
Dephosphoryliert aktiv ist die
– Acetyl-CoA-Carboxylase

Wirkung von Insulin auf die Glykolyse der Leber

Das Besondere an der durch Glukagon aktivierten Fructose-2,6-Bisphosphatase ist, dass sie im dephosphorylierten Zustand eine völlig andere Reaktion katalysiert, als im phosphorylierten (s. Abb. 51, S. 42). Man spricht daher auch von einem bifunktionalen Enzym: Wird die F-2,6-BPase durch eine Proteinphosphatase dephosphoryliert (5), erhält sie die Funktion einer Fructose-6-Phosphat-2-Kinase = F-6-P-2-Kinase = PFK2. Die PFK2 phosphoryliert Fructose-6-Phosphat an Position zwei, wodurch der allosterische Aktivator der Glykolyse entsteht, das Fructose-2,6-Bisphosphat (6). Die Proteinphosphatase wird durch eine Erniedrigung des cAMP-Spiegels in der Zelle aktiviert (7). Das Hormon, das den cAMP-Spiegel senkt (über Aktivierung der Phosphodiestera-

3 Abbau & Aufbau von Glucose

se, die in Abb. 51, S. 42 nicht gezeigt ist), ist passenderweise der Gegenspieler des Glukagons, das Insulin (8).

> **Merke!**
>
> Dieses bifunktionale Enzym heißt
> - im **phosphorylierten** Zustand Fructose-2,6-Bisphosphatase
> - im **dephosphorylierten** Zustand Fructose-6-Phosphat-2-Kinase (PFK2)

Fructose-2,6-Bisphosphat ist nicht nur ein allosterischer Aktivator der Glykolyse, sondern auch ein Inhibitor des Gluconeogeneseenzyms Fructose-1,6-Bisphosphatase (s. Abb. 53, S. 46). Glykolyse und Gluconeogenese werden somit durch den gleichen Signalmetaboliten gegensätzlich reguliert.

3.2 Gluconeogenese

Werden von außen mit der Nahrung nicht genügend Kohlenhydrate zugeführt, ist es notwendig, dass der Körper selbst Glucose herstellt, um die Gewebe zu versorgen, die essenziell auf Glucose als Energielieferanten angewiesen sind. Zu diesen Geweben gehören
- die Erythrozyten,
- das Nierenmark und
- das Nervengewebe.

> **Übrigens ...**
> Das Nervengewebe ist nur bedingt auf Glucose angewiesen. Bei längerem Fasten kann es auch Ketonkörper verstoffwechseln und darüber bis zu 70 % des Energiebedarfs decken. Glucose ist daher so etwas wie das Lieblingsgericht unserer Neurone. Damit ist auch der erhöhte Schokoladenverbrauch während des Lernens absolut entschuldigt.

Ausgangssubstanzen für die Gluconeogenese sind unter anderem
- Pyruvat,
- Glycerin und
- glucoplastische Aminosäuren.

> **Merke!**
>
> Für die Gluconeogenese muss das Ausgangsmolekül mindestens C3-Atome besitzen. Eine Gluconeogenese aus Acetyl-CoA ist daher **nicht** möglich. Damit kann auch aus Fettsäuren und Ketonkörpern keine Glucose gewonnen werden, da bei deren Abbau nur Acetyl-CoA entsteht.

> **Übrigens ...**
> Eine wichtige Besonderheit ist das beim Abbau von ungeradzahligen Fettsäuren entstehende Propionyl-CoA. Dieses Molekül besteht aus drei C-Atomen und kann in weiteren Reaktionen zu Succinyl-CoA umgewandelt werden. Hierzu wird Propionyl-CoA zunächst durch die Propionyl-CoA-Carboxylase zu D-Methylmalonyl-CoA umgewandelt. Du solltest dir merken, dass diese Reaktion biotinabhängig ist. D-Methylmalonyl-CoA wird durch eine Racemase in L-Methylmalonyl überführt, das schließlich Vitamin B_{12} abhängig zu Succinyl-CoA reagiert.

Succinyl-CoA kann in den Citratzyklus eingeschleust und dort über Fumarat und Malat zu Oxalacetat umgewandelt werden. Oxalacetat ist ein Zwischenprodukt der Gluconeogenese (s. Abb. 53, S. 46).

Die Gluconeogenese ist im Prinzip die Umkehr der Glykolyse (s. Tab. 4, S. 45). Da die Glykolyse jedoch **drei irreversible Reaktionen** beinhaltet, müssen diese in der Gluconeogenese umgangen werden. Das sind im Einzelnen:

3.2 Gluconeogenese

Glykolyse wird umgangen in der Gluconeogenese	
Hexokinase (im Zytosol)	Glucose-6-Phosphatase (im endoplasmatischen Retikulum)
Phosphofructokinase (im Zytosol)	Fructose-1,6-Bisphosphatase (im Zytosol)
Pyruvatkinase (im Zytosol)	Phosphoenolpyruvat-Carboxykinase (im Zytosol)
—	Pyruvat-Carboxylase (im Mitochondrium)

Tab. 4: Irreversible Reaktionen der Glykolyse

Im Gegensatz zur Glykolyse, finden die Reaktionen der Gluconeogenese also in **drei Kompartimenten** (in drei unterschiedlichen Abschnitten der Zelle) statt.

Übrigens ...
Das Phosphoenolpyruvat kennst du schon aus der Glykolyse, wo es durch die Pyruvatkinase zu Pyruvat reagiert (Substratkettenphosphorylierung). Zur Umgehung der Pyruvatkinase-Reaktion braucht die Gluconeogenese zwei Reaktionen, nämlich die **Pyruvat-Carboxylase** und die **Phosphoenolpyruvat-Carboxykinase** (s. Tab. 4, S. 45).

Merke!
Die Glucose-6-Phosphatase, die Glucose-6-Phosphat zu Glucose umwandelt, ist nur in Leber und Nieren vorhanden, aber NICHT im Muskel. Entsprechend sind auch nur Leber und Nieren in der Lage, Glucose aus Pyruvat zu synthetisieren und damit den Blutglucosespiegel zu erhöhen. Beim Muskel ist dagegen Glucose-6-Phosphat das Endprodukt der Gluconeogenese.

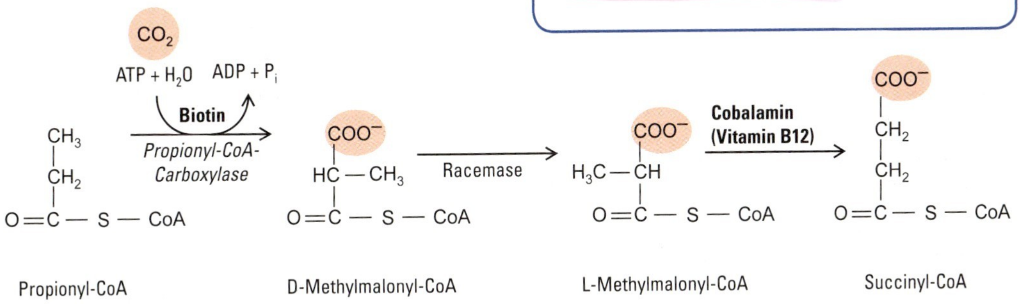

Abb. 52 a: Abbau ungeradzahliger Fettsäuren medi-learn.de/6-bc3-52a

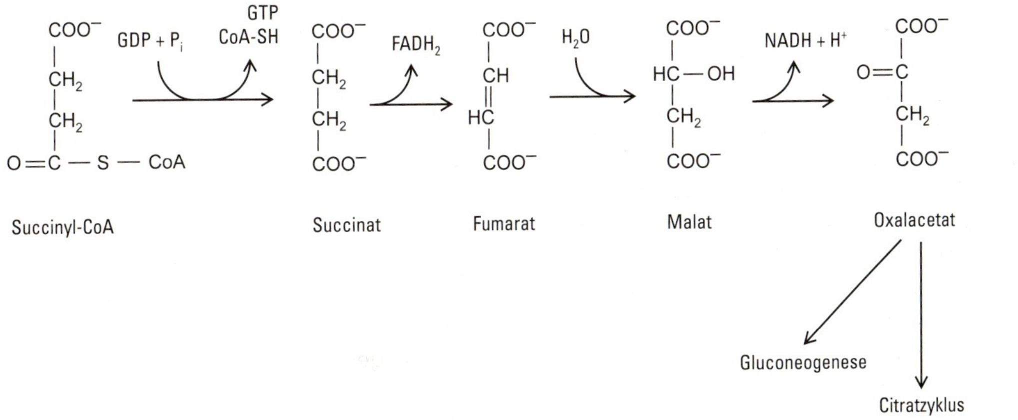

Abb. 52 b: Umwandlung von Succinyl-CoA in Oxalacetat medi-learn.de/6-bc3-52b

3 Abbau & Aufbau von Glucose

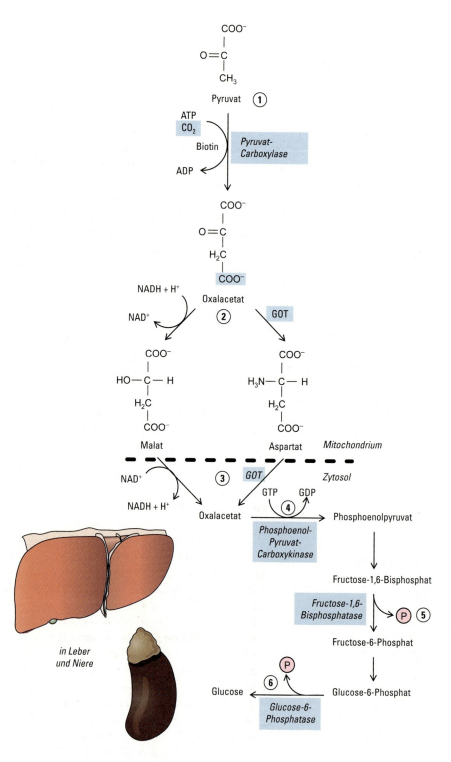

Abb. 53: Gluconeogenese

3.2 Gluconeogenese

Erklärung zu Abb. 53, S. 46

1. Im ersten Schritt wird Pyruvat mit Hilfe der **Pyruvatcarboxylase Biotin- und ATP-abhängig** zu Oxalacetat carboxyliert.
2. Um durch die Mitochondrienmembran zu gelangen, wird Oxalacetat zu **Malat** reduziert oder durch die GOT (s. Skript Biochemie 2) zu **Aspartat** transaminiert.
3. Im Zytosol reagieren Malat/Aspartat durch die gleiche Reaktion wie bei Punkt 2 zu Oxalacetat zurück.
4. **Die Phosphoenolpyruvat-Carboxykinase** wandelt Oxalacetat unter Verbrauch von GTP zu Phosphoenolpyruvat um. Dabei wird CO_2 abgespalten.
5. Vom Phosphoenolpyruvat aus läuft im Prinzip die Glykolyse rückwärts ab, bis zur Stelle des **Fructose-1,6-Bisphosphats**. Hier muss in der Gluconeogenese die Phosphofructokinase-Reaktion der Glykolyse rückgängig gemacht werden. Dies gelingt, indem die Fructose-1,6-Bisphosphatase von Fructose-1,6-Bisphosphat den Phosphatrest an Position 1 abspaltet, wodurch Fructose-6-Phosphat entsteht.
6. Nach der Umlagerung von Fructose-6-Phosphat zu **Glucose-6-Phosphat** spaltet die Glucose-6-Phosphatase den letzten Phosphatrest ab und es entsteht Glucose.

Übrigens ...
Glucose-6-Phosphat kann die Zellmembran NICHT überqueren. Daher kann die Muskulatur in der Gluconeogenese entstandenes Glucose-6-Phosphat auch nicht an das Blut abgeben, um es dem Körper zur Verfügung zu stellen, wie Leber und Nieren es tun. Ziel der Gluconeogenese im Muskel ist daher die Deckung seines Eigenbedarfs.

> **Merke!**
> Die Energiebilanz der Gluconeogenese beträgt -6 ATP (bzw. GTP), es muss also Energie aufgewendet werden.

	Enzym	Induktor	Repressor	Aktivator	Inhibitor
Glykolyse	Glucokinase	Insulin	cAMP	/	/
	Hexokinase	/	/	/	Glucose-6-Phosphat
	Phosphofructokinase 1	Insulin, Glucose	cAMP	Fructose-2,6-Bisphosphat, ADP, AMP	ATP, Citrat
	Pyruvatkinase	Insulin, Glucose	cAMP	Fructose-1,6-Bisphosphat	Alanin
Gluconeogenese	Pyruvat-Carboxylase	/	Insulin	Acetyl-CoA	/
	Phosphoenolpyruvat-Carboxykinase	Glucocorticoide, cAMP	Insulin	/	/
	Fructose-1,6-Bisphosphatase	Glucocorticoide	Insulin	/	Fructose-2,6-Bisphosphat, AMP
	Glucose-6-Phosphatase	Glucocorticoide	Insulin	/	/

Tab. 5: Zusammenfassung Regulation von Glykolyse und Gluconeogenese

3 Abbau & Aufbau von Glucose

3.3 Zusammenfassung der Regulation Glykolyse/Gluconeogenese

In Tab. 5, S. 47 sind alle bislang im Physikum gefragten Regulatoren der Glykolyse und der Gluconeogenese aufgeführt. Um dir unnötiges Lernen zu ersparen, solltest du dich fragen, unter welchen Umständen die Glykolyse schneller ablaufen muss, und wann durch Verlangsamung der Glykolyse Glucose eingespart werden soll.

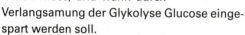

3.3.1 Zusammenfassung Regulation der Glykolyse

Die Glykolyse dient der Energiegewinnung. Demnach liegt es im Interesse der Zelle, die Glykolyse zu verlangsamen, wenn bereits viel Energie vorhanden ist. Auf diese Weise hemmen energiereiche Verbindungen (z. B. ATP, aber auch Citrat aus dem Citratzyklus) die Enzyme der Glykolyse. Demgegenüber muss die Glykolyse schneller ablaufen, wenn Energiemangel (Anstieg von AMP und ADP) herrscht. Wie Fructose-2,6-Bisphosphat die Phosphofructokinase allosterisch aktiviert, ist unter Kapitel 3.1.4, S. 41, beschrieben.
Von den Hormonen haben vor allem Insulin und Glukagon/Adrenalin einen Einfluss auf die Glykolyse:
– Insulin beschleunigt die Glykolyse, um Glucose aus dem Blut zu entfernen,
– Glukagon wirkt über eine Erhöhung des cAMP-Spiegels verlangsamend auf die Glykolyse.

3.3.2 Zusammenfassung Regulation der Gluconeogenese

Die Regulation der Gluconeogenese verläuft entgegengesetzt zu der der Glykolyse. Auch hier solltest du immer vor Augen haben, wann Glucose produziert werden soll und wann nicht:
– Unter dem Einfluss von Glukagon wird die Gluconeogenese aktiviert (erhöhter cAMP-Spiegel),
– unter dem Einfluss von Insulin gehemmt.

> **Übrigens ...**
> Du solltest auch wissen, dass **Glucocorticoide** (z. B. Cortisol) in Bezug auf den Glucosestoffwechsel Insulin-antagonistische Effekte haben und damit die Gluconeogenese aktivieren.

DAS BRINGT PUNKTE

Die **Glykolyse** ist ein großes und wichtiges Physikumsthema. Entsprechend zahlreich sind auch die Fakten, die du dir dazu merken solltest. Da die Prüfer auch im mündlichen Examen gerne auf die Stoffwechselwege und besonders die Glykolyse eingehen, lohnt sich das Lernen aber gleich doppelt. Unbedingt kennen solltest du die Reaktionen der Glykolyse und ihrer katalysierenden Enzyme. Die Strukturformeln kannst du bei Zeitnot dagegen bis auf die von Glucose-6-Phosphat und Fructose-1,6-Bisphosphat vernachlässigen.

Womit sich außerdem gut punkten lässt, sind die **irreversiblen Reaktionen** (alle Kinase-Reaktionen der Glykolyse mit Ausnahme der 3-Phosphoglyceratkinase) der Glykolyse:
– die Hexokinase-Reaktion,
– die Phosphofructokinase-Reaktion und
– die Pyruvatkinase-Reaktion.
Diese drei Reaktionen müssen in der Gluconeogenese umgangen werden.

Auch Fragen zum Thema **Substratkettenphosphorylierung** gehören zu den Dauerbrennern im Physikum. Daher bitte merken, dass
– eine Substratkettenphosphorylierung immer dann vorliegt, wenn Energie während einer Substratkette (Stoffwechselweg) frei und in Form von ATP gespeichert wird.
In der Glykolyse findet man Substratkettenphosphorylierungen bei
– der 3-Phosphoglyceratkinase-Reaktion und
– der Pyruvatkinase-Reaktion.
Eine weitere Substratkettenphosphorylierung findet sich im Citratzyklus bei der Succinatthiokinase-Reaktion.

Zum Thema **aerobe** und **anaerobe Glykolyse** wurde immer wieder gefragt, dass
– unter aeroben Bedingungen die Glykolyse insgesamt sieben ATP pro Glucose liefert. Das in der 3-Phosphogly-

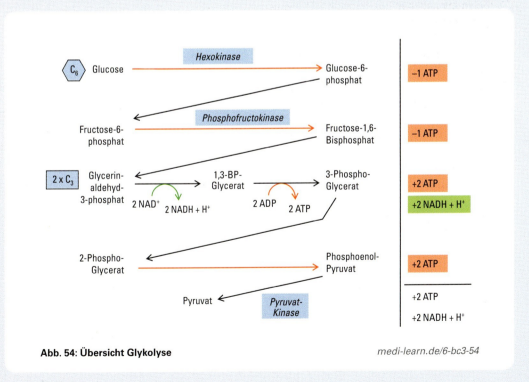

Abb. 54: Übersicht Glykolyse

medi-learn.de/6-bc3-54

DAS BRINGT PUNKTE

cerinaldehyd-Dehydrogenase-Reaktion entstehende NADH/H⁺ wird dabei in der mitochondrialen Atmungskette auf Sauerstoff übertragen.
– unter anaeroben Bedingungen (Abwesenheit von Sauerstoff) in der Glykolyse nur zwei ATP pro Glucose hergestellt werden. Der Wasserstoff von NADH/H⁺ wird dabei in der Lactatdehydrogenase-Reaktion auf Pyruvat übertragen. Endprodukt der anaeroben Glykolyse ist Lactat.

Ähnlich viele Punkte wie durch das Lernen der Glykolyse gibt es, wenn du weißt, wie und an welchen Stellen die Glykolyse reguliert wird. Eine hervorragende Funktion beim Punktesammeln erfüllt hierbei das Fructose-2,6-Bisphosphat:
– F-2,6-BP wird durch die Phosphofructokinase-2 aus Fructose-6-Phosphat hergestellt und ist der stärkste allosterische Aktivator der PFK1.
– Die PFK2 wird auch Fructose-6-Phosphat-2-Kinase genannt und ist dephosphoryliert aktiv (Insulinwirkung).
– In phosphoryliertem Zustand erhält die PFK2 die Funktion einer Phosphatase, sie heißt dann Fructose-2,6-Bisphosphatase und baut F-2,6-BP ab (Glukagon-/Adrenalinwirkung).

Die Glykolyse wird durch Glukagon/Adrenalin und Insulin reguliert. Nachfolgend sind deren Wirkmechanismen noch einmal gegenübergestellt.

Da die **Gluconeogenese** im Wesentlichen die Umkehr der Glykolyse ist, musst du hier gar nicht mehr so viele Reaktion zusätzlich lernen (vorausgesetzt, du hast dies bei der Glykolyse bereits getan). Hier kommen lediglich die Umgehungsreaktionen der drei irreversiblen Glykolyse-Reaktionen hinzu, nämlich:
– Die **Pyruvat-Carboxylase-Reaktion** (Biotin-abhängig) und die **Phosphoenolpyruvat-Carboxykinase-Reaktion** umgehen die **Pyruvatkinase-Reaktion**.
– Die **Fructose-1,6-Bisphosphatase-Reaktion** umgeht die **Phosphofructokinase-Reaktion**.
– Die **Glucose-6-Phosphatase-Reaktion** umgeht die **Hexokinase-Reaktion**.

Zu diesen Reaktionen solltest du dir merken, wo sie in der Zelle ablaufen.

Da die Zellen der Skelettmuskulatur keine Glucose-6-Phosphatase besitzen, läuft hier die Gluconeogenese nur bis zum Glucose-6-Phosphat. Der Skelettmuskel kann in der Gluconeogenese synthetisiertes Glucose-

Glukagon/Adrenalin	Insulin
erhöht die intrazelluläre cAMP-Konzentration.	**erniedrigt** die intrazelluläre cAMP-Konzentration.
Dadurch wird die **Proteinkinase-A** aktiviert.	Dadurch wird die **Proteinphosphatase** aktiviert.
Fructose-6-Phosphat-2-Kinase (PFK2) wird in Fructose-2,6-Bisphosphatase umgewandelt.	Die Fructose-2,6-Bisphosphatase wird in Fructose-6-Phosphat-2-Kinase (PFK2) umgewandelt.
Der allosterische Aktivator der Glykolyse – **das Fructose-2,6-Bisphosphat – wird abgebaut**.	Die Fructose-6-Phosphat-2-Kinase (PFK2) wandelt **Fructose-6-Phosphat in Fructose-2,6-Bisphosphat** um.
Die Glykolyse wird allosterisch **gehemmt**.	Die Glykolyse wird allosterisch **aktiviert**.
Glucose wird eingespart.	Glucose wird verbraucht.

Tab. 6: Wirkung von Glukagon, Adrenalin und Insulin auf die Glykolyse der Leber

DAS BRINGT PUNKTE

6-Phosphat dem Körper daher auch NICHT zur Verfügung stellen. Aus diesem Grund besitzt er auch KEINE Glukagonrezeptoren. Die Aufgabe von Glukagon ist es, die Blutglucose-Konzentration zu erhöhen.

Die **Regulation der Glykolyse** und der **Gluconeogenese** wurden schon sehr häufig geprüft. Besonders wissenswert ist hiervon:
- Wenn der Energiegehalt innerhalb einer Zelle niedrig ist (viel AMP und ADP), läuft die energieliefernde Glykolyse schneller ab, bei hohem Energiegehalt (viel ATP und Citrat) dagegen verlangsamt.
- Fructose-2,6-Bisphosphat ist der stärkste allosterische Aktivator der Glykolyse. Ohne ihn kann die Glykolyse gar nicht erst ablaufen (s. 3.1.4, S. 41).

Enzym	Lokalisation	katalysierte Reaktion
Pyruvat-Carboxylase	Mitochondrium	Pyruvat zu Oxalacetat
Phosphoenolpyruvat-Carboxykinase	Zytosol	Oxalacetat zu Phosphoenolpyruvat
Fructose-1,6-Bisphosphatase	Zytosol	Fructose-1,6-Bisphosphat zu Fructose-6-Phosphat
Glucose-6-Phosphatase	glattes, endoplasmatisches Retikulum der Leber und Niere	Glucose-6-Phosphat zu Glucose

Tab. 7: Enzyme der Gluconeogenese

FÜRS MÜNDLICHE

Zum Thema **Abbau und Aufbau von Glucose** werden häufig folgende Fragen in der mündlichen Prüfung gefragt.

1. Bitte erläutern Sie, aus wie vielen Reaktionen die Glykolyse besteht und wo diese in der Zelle lokalisiert sind.

2. Bitte nennen Sie die irreversiblen Reaktionen der Glykolyse.

3. Erklären Sie bitte, welches die energieliefernden Reaktionen der Glykolyse und welches die energieverbrauchenden sind.

4. Bitte erklären Sie, wie viel ATP in der aeroben, wie viel in der anaeroben Glykolyse entsteht.

5. Bitte erläutern Sie, welchen Sinn die Lactatdehydrogenase-Reaktion in der anaeroben Glykolyse hat.

6. Erklären Sie bitte, wie der Wasserstoff vom NADH/H$^+$ ins Mitochondrium gelangt.

FÜRS MÜNDLICHE

7. Erläutern Sie bitte, wie die Glykolyse der Leber an der Stelle der Phosphofructokinase reguliert wird.

8. Bitte erklären Sie, welche anderen Metabolite sich auf die Glykolysegeschwindigkeit auswirken.

9. Bitte erläutern Sie, wie die irreversiblen Reaktionen der Glykolyse lauten und wie sie in der Gluconeogenese umgangen werden.

10. Erklären Sie bitte, durch welche Hormone die Gluconeogenese reguliert wird.

---

1. Bitte erläutern Sie, aus wie vielen Reaktionen die Glykolyse besteht und wo diese in der Zelle lokalisiert sind.
Die Glykolyse lässt sich in zehn (anaerob = elf) Einzelreaktionen unterteilen, die alle im Zytosol lokalisiert sind.

2. Bitte nennen Sie die irreversiblen Reaktionen der Glykolyse.
Die drei irreversiblen Reaktionen der Glykolyse sind:
- **Hexokinase:** Glucose zu Glucose-6-Phosphat
- **Phosphofructokinase:** Fructose-6-Phosphat zu Fructose-1,6-Bisphosphat
- **Pyruvatkinase:** Phosphoenolpyruvat zu Pyruvat.

Diese drei Reaktionen müssen in der Gluconeogenese umgangen werden.

3. Erklären Sie bitte, welches die energieliefernden Reaktionen der Glykolyse und welches die energieverbrauchenden sind.
In der Glykolyse wird bei der Hexokinase und der Phosphofructokinase jeweils ein ATP pro Hexose verbraucht. Da nach Spaltung durch die Aldolase in der 3-Phosphoglyceratkinase- und der Pyruvatkinase-Reaktion (Substratkettenphosphorylierungen) jeweils zwei ATP gebildet werden, verläuft die Glykolyse (unabhängig von den Sauerstoffbedingungen) unter Energiegewinn von zwei ATP pro Hexose.

4. Bitte erklären Sie, wie viel ATP in der aeroben, wie viel in der anaeroben Glykolyse entsteht.
Dadurch, dass die beiden Wasserstoffatome in der Atmungskette auf Sauerstoff übertragen werden (entspricht einer Knallgasreaktion), entsteht in der aeroben Glykolyse am meisten Energie. Pro in der 3-Phosphoglycerinaldehyd-Dehydrogenase-Reaktion entstandenes NADH/H$^+$ werden in der Atmungskette drei ATP gebildet. Insgesamt entstehen so in der **aeroben Glykolyse sieben ATP**.
Dagegen sieht die Bilanz der anaeroben Glykolyse eher mager aus. Hier wird der Wasserstoff des NADH/H$^+$ in der Lactatdehydrogenase auf Pyruvat übertragen, dient also NICHT der Energiegewinnung, sondern der Regeneration von NAD$^+$. In der **anaeroben Glykolyse entstehen daher lediglich zwei ATP**.

5. Bitte erläutern Sie, welchen Sinn die Lactatdehydrogenase-Reaktion in der anaeroben Glykolyse hat.
Das in der 3-Phosphoglycerinaldehyd-Dehydrogenase-Reaktion entstandene NADH/H$^+$ muss zu NAD$^+$ regeneriert werden, damit die energieliefernde 3-Phosphoglyceratkinase-Reaktion weiter ablaufen kann. Diese Regeneration erfolgt unter aeroben Bedingungen in der Atmungskette. Unter anaeroben Bedingungen werden die Wasserstoffatome vom NADH/H$^+$ auf Pyruvat übertragen, wodurch Lactat und NAD$^+$ entstehen.

FÜRS MÜNDLICHE

6. Erklären Sie bitte, wie der Wasserstoff vom NADH/H⁺ ins Mitochondrium gelangt.
Mitochondrien besitzen keinen Transportmechanismus für NADH/H⁺. Aus diesem Grund beschreitet die Zelle einen Umweg, den **Malat-Aspartat-Shuttle**. Hierbei werden die Wasserstoffatome vom NADH/H⁺ auf ein Transportmolekül – das Oxalacetat – übertragen, das dadurch zu Malat wird. Malat überquert die Mitochondrienmembran. Im Mitochondrium werden die Wasserstoffatome wieder auf NAD⁺ übertragen, wodurch mitochondriales NADH/H⁺ entsteht. Durch Transaminierung wird dann aus Oxalacetat Aspartat, das aus dem Mitochondrium wieder in das Zytosol transportiert und dort durch erneute Transaminierung zu Oxalacetat zurückverwandelt wird. Das Oxalacetat kann jetzt wieder die Wasserstoffatome vom NADH/H⁺ aufnehmen und der Kreislauf beginnt von vorn.

7. Erläutern Sie bitte, wie die Glykolyse der Leber an der Stelle der Phosphofructokinase reguliert wird.
Die Glykolyse ist entscheidend von der Konzentration von **Fructose-2,6-Bisphosphat** abhängig. F-2,6-BP entsteht durch die Phosphofructokinase-2 (PFK2 = Fructose-6-Phosphat-2-Kinase) aus Fructose-6-Phosphat. F-2,6-BP ist ein **allosterischer Aktivator der PFK1**, die die Reaktion von Fructose-6-Phosphat zu Fructose-1,6-Bisphosphat katalysiert. **Die F-2,6-BP-Konzentration wird durch ein und dasselbe Enzym eingestellt. Im phosphorylierten Zustand baut dieses Enzym F-2,6-BP zu Fructose-6-Phosphat ab, im dephosphorylierten Zustand baut es Enzym F-2,6-BP aus Fructose-6-Phosphat auf.** Bei der Regulation des F-2,6-BP-Spiegels, und damit bei der Regulation der Glykolyse, spielt der intrazelluläre **cAMP**-Spiegel eine bedeutende Rolle. Glukagon und Adrenalin erhöhen den cAMP-Spiegel (über die Adenylatcyclase), Insulin erniedrigt ihn (über die Phosphodiesterase).

Glukagon/Adreanlin:
– Der durch Glukagon/Adrenalin erhöhte cAMP-Spiegel aktiviert die Proteinkinase-A. Diese phosphoryliert die Fructose-6-Phosphat-2-Kinase, die dadurch die Funktion einer F-2,6-BP-Phosphatase erhält und F-2,6-BP abbaut. **Die Glykolyse wird gehemmt.**

Insulin:
– Insulin erniedrigt die cAMP-Konzentration in der Zelle. Dadurch wird eine Proteinphosphatase aktiviert, die der F-2,6-BP-Phosphatase durch Dephosphorylierung die Funktion einer Fructose-6-P-2-Kinase (PFK2) verleiht. **Die Fructose-6-P-2-Kinase stellt F-2,6-BP her und die Glykolyse wird beschleunigt.**

8. Bitte erklären Sie, welche anderen Metabolite sich auf die Glykolysegeschwindigkeit auswirken.
Da die Glykolyse der Energiegewinnung dient, kann man verallgemeinernd sagen, dass alle energiereichen Stoffe die Glykolysegeschwindigkeit hemmen (z. B. ATP und Citrat), energiearme Metabolite dagegen die Glykolyse aktivieren (z. B. ADP und AMP).

9. Bitte erläutern Sie, wie die irreversiblen Reaktionen der Glykolyse lauten und wie sie in der Gluconeogenese umgangen werden.
Die drei irreversiblen Reaktion der Glykolyse, die in der Gluconeogenese umgangen werden müssen, sind:
– Hexokinase-Reaktion
– Phosphofructokinase-Reaktion
– Pyruvatkinase-Reaktion

Zunächst muss die Pyruvatkinase umgangen werden. Um vom Pyruvat zum Phosphoenolpyruvat zu gelangen, benötigt die Zelle zwei Umgehungsreaktionen, von der eine im Mitochondrium lokalisiert ist. Dabei wird zunächst Pyruvat durch die **Pyruvatcarboxylase** ATP- und Biotin-abhängig zu Oxalacetat carboxyliert. Das entstandene Oxalacetat wird zu Malat oder zu Aspartat umgewandelt,

FÜRS MÜNDLICHE

um **vom Mitochondrium ins Zytosol** zu gelangen, wo es zu Oxalacetat zurückreagiert. Katalysiert durch die **Phosphoenolpyruvat-Carboxykinase** wird Oxalacetat GTP-abhängig zu Phosphoenolpyruvat umgesetzt. Jetzt läuft die Glykolyse bis zum Fructose-1,6-Bisphospat rückwärts. Die Umkehr der Phosphofructokinase-Reaktion gelingt durch die **Fructose-1,6-Bisphosphatase**, die Hexokinase-Reaktion wird durch die in Leber und Nieren enthaltene **Glucose-6-Phosphatase** umgangen. Die Glucose-6-Phosphatase ist im endoplasmatischen Retikulum lokalisiert.

10. Erklären Sie bitte, durch welche Hormone die Gluconeogenese reguliert wird.
Die Gluconeogenese dient der Bereitstellung von Glucose als Energielieferant bei Hypoglykämie. Entsprechend wird sie von Glukagon gefördert und von Insulin gehemmt. Auch **Glucocorticoide**, die im Kohlenhydratstoffwechsel insulinantagonistische Effekte besitzen, **erhöhen den Blutglucosespiegel.**

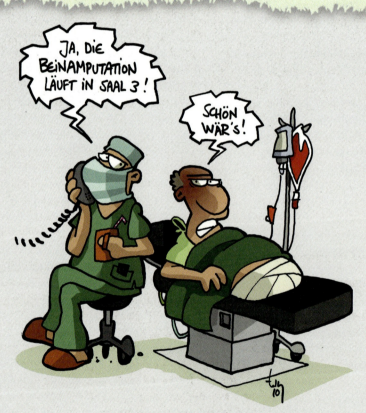

Mehr Cartoons unter www.medi-learn.de/cartoons

Pause

Päuschen gefällig?
Das hast du dir verdient!

**DEINE FRAGE
VIELE ANTWORTEN**

WWW.MEDI-LEARN.DE/SKR-FOREN

AB DEM 5. SEMESTER GEHT ES ERST RICHTIG LOS

MEDI-LEARN FOREN

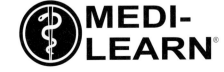

4 Glykogenstoffwechsel

 Fragen in den letzten 10 Examen: 8

Zwischen den Mahlzeiten und beim Fasten ist es notwendig, einen gewissen Blutglucosespiegel zu sichern. Das ist deshalb wichtig, weil manche Zellen obligat auf Glucose angewiesen sind die:
- Zellen des Nierenmarks,
- Erythrozyten und
- Zellen des Gehirns.

Die Blutglucosekonzentration kann auf zwei unterschiedliche Arten erhöht werden:
- durch vermehrte Gluconeogenese und
- durch Freisetzung von Glucose aus zellulären Speichern.

Die Gluconeogenese wurde ab S. 44 bereits behandelt. Dieses Kapitel befasst sich mit den **zellulären Glucosespeichern**, also mit dem Glykogenaufbau, dem Glykogenabbau und der Regulation des Glykogenstoffwechsels.

4.1 Glykogensynthese

Glykogen ist das Speicherkohlenhydrat der Tiere. Wie bereits in Kapitel 1.6.1, S. 17 besprochen, kommt Glykogen vor allem in der Leber (etwa 10 % ihres Gewichts) und im Muskel (etwa 1 % seines Gewichts) vor. Daneben ist Glykogen – wenngleich nur in geringen Mengen – auch in anderen Organen nachweisbar. Eine Ausnahme bilden die Erythrozyten, die KEIN Glykogen enthalten. Mithilfe von Glykogen ist der Körper in der Lage, für 12–48 h die obligat auf Glucose angewiesenen Zellen – wie Erythrozyten und Nervenzellen – mit Energie zu versorgen. Ausgangssubstrat für die Glykogensynthese ist das z. B. in der Hexokinase-Reaktion entstandene **Glucose-6-Phosphat** (s. Abb. 56, S. 57). Glucose-6-Phosphat ist ohnehin ein sehr wichtiges Molekül, da es außer in der Glykolyse und dem Glykogenstoffwechsel auch noch im Pentosephosphatweg (s. 5.1, S. 63) vorkommt.

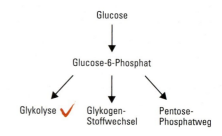

Abb. 55: Glucose-6-Phosphat als Substrat

medi-learn.de/6-bc3-55

Erklärung zu Abb. 56

1. Glucose-6-Phosphat wird durch die **Phosphoglucomutase** in Glucose-1-Phosphat überführt.
2. Zum Einbau ins Glykogen muss Glucose-1-Phosphat zunächst mit Uridintriphosphat (UTP) zu **UDP-Glucose** aktiviert werden.
3. UDP-Glucose ist das Substrat für die **Glykogensynthase**, die schrittweise Glucose – unter Abspaltung von UDP – α-(1,4)-glykosidisch auf eine vorbestehende Glykogenkette überträgt. Die Verknüpfung erfolgt hierbei zwischen dem C1-Atom der UDP-Glucose und dem nicht-reduzierenden C4-Atom der Glykogenkette.
4. UDP reagiert in einer ATP-abhängigen Reaktion zu UTP zurück und steht damit für ein neues Glucose-1-Phosphat zur Verfügung.
5. Da das Glykogen sowohl α-(1,4)-, als auch α-(1,6)-glykosidische Bindungen enthält (s. a. 1.6.1, S. 17), die Glykogensynthase aber nur α-(1,4)-glykosidische Bindungen knüpfen kann, benötigt man, um die Verzweigungsstellen hinzukriegen, ein weiteres Enzym, das branching enzyme (Amylo-(1,4 → 1,6)-Transglykosylase). Das branching enzyme wird aktiv, sobald die Glykogensynthase die Kette auf sechs bis elf Glucosemoleküle verlängert hat. Dann

4.1 Glykogensynthese

schneidet es mindestens die letzten sechs Glucosemoleküle von der Kette ab und überträgt sie in α-(1,6)-glykosidischer Stellung auf diese oder eine benachbarte Kette.
6. Durch die mittels des branching enzymes entstandene Verzweigungsstelle kann die Kette in zwei Richtungen α-(1,4)-glykosidisch verlängert werden, bis sie wieder eine bestimmte Länge erreicht hat und das branching enzyme erneut in Aktion tritt.
7. Endprodukt der Glykogensynthese sind reich verzweigte Glykogenbäumchen.

> **Merke!**
>
> An der Glykogensynthese sind beteiligt:
> – die Phosphoglucomutase,
> – die Glykogensynthase und
> – das branching enzyme.

Die Glykogensynthase knüpft die ersten Glucoseeinheiten an ein Protein, das Glykogenin heißt (Starter-Molekül). Glykogenin ist in der Lage, die ersten Glucosemoleküle eigenstän-

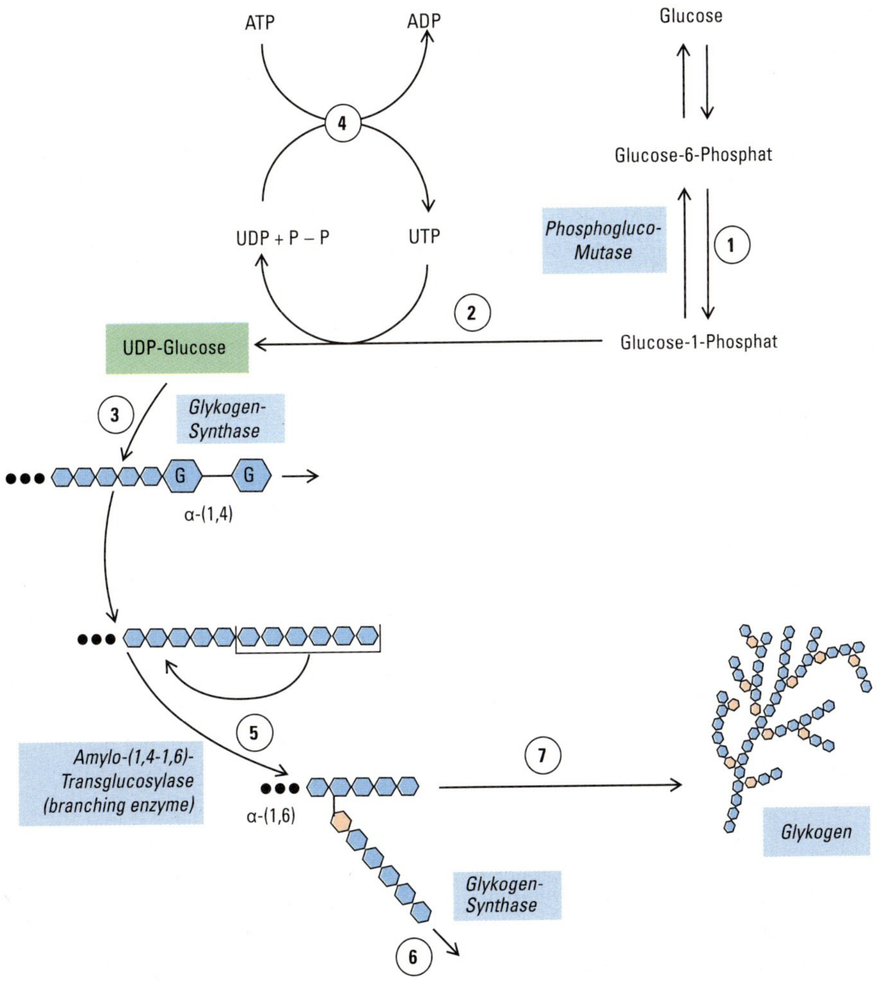

Abb. 56: Glykogensynthese

medi-learn.de/6-bc3-56

4 Glykogenstoffwechsel

dig α-(1,4)-glykosidisch miteinander zu verknüpfen, bis dann die Glykogensynthase übernimmt. Das Verhältnis von Glykogenin zu Glykogen beträgt daher in jedem Glykogenmolekül 1 : 1.

4.2 Glykogenolyse

Wird mit der Nahrung nicht genug Glucose zugeführt (womit vermutlich nicht die Lernzeit gemeint sein kann), muss Glucose aus zellulären Speichern freigesetzt werden, um die Blutkonzentration aufrecht zu erhalten. An diesem – als Glykogenolyse bezeichneten – Vorgang sind vier wichtige Enzyme beteiligt:

- die Glykogenphosphorylase,
- die Glucantransferase (debranching enzyme),
- die 1,6-Glucosidase (debranching enzyme) und
- die Phosphoglucomutase.

Erklärung zu Abb. 57

1. Wichtigstes Enzym der Glykogenolyse ist die Glykogenphosphorylase. Sie baut die **α-(1,4)-glykosidischen Bindungen** des Glykogens ab, indem sie anorganisches Phosphat auf das nicht-reduzierende Ende des Glykogengerüsts überträgt und so Glucose abspaltet. Dies bezeichnet man als phospho-

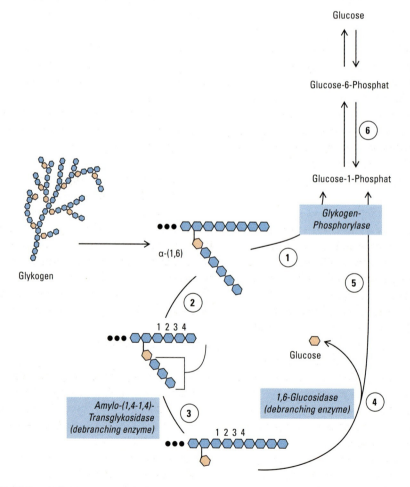

Abb. 57: Glykogenolyse

rylytische Spaltung. **Produkt der Glykogenphosphorylase ist das Glucose-1-Phosphat.**

2. Die Glykogenphosphorylase ist solange aktiv, bis sie sich auf etwa vier Glucosemoleküle einer α-(1,6)-glykosidischen Verzweigungsstelle genähert hat. Aus strukturellen Gründen kommt sie nicht näher heran.
3. Jetzt überträgt die Glucantransferase (Amylo-1,4 → 1,4-Transglykosylase) alle verbliebenen α-(1,4)-glykosidisch gebundenen Glucosemoleküle von der Verzweigungsstelle auf eine Nachbarkette, sodass nur noch die α-(1,6)-glykosidische Bindung übrig bleibt.
4. Bei der Spaltung der α-(1,6)-glykosidischen Bindung durch die **1,6-Glucosidase** wird im Gegensatz zur Glykogenphosphorylase **freie Glucose** freigesetzt.
5. Jetzt ist die Verzweigungsstelle entfernt, und die Glykogenphosphorylase kann bis zur nächsten α-(1,6)-glykosidischen Bindung wieder Glucose-1-Phosphat aus Glykogen freisetzen.
6. Glucose-1-Phosphat wird durch die **Phosphoglucomutase** in Glucose-6-Phosphat überführt und kann in die Glykolyse eingeschleust werden oder in der Leber und Niere (aber NICHT im Skelettmuskel, s. 3.2, S. 44) zu Glucose dephosphoryliert werden.

Übrigens …
Die Glucose-6-Phosphatase ist ein hepatisches und renales Enzym, das die Reaktion von Glucose-6-Phosphat zu Glucose katalysiert. Fehlt dieses Enzym, so kommt es zur **Glykogenspeicherkrankheit** (Glykogenose) vom **Typ I (v. Gierke)**. Symptome dieser Krankheit sind:
– Hypoglykämien zwischen den Mahlzeiten, da keine Glucose von der Leber mehr freigesetzt werden kann,
– erhöhte Glucose-6-Phosphatkonzentration und dadurch Steigerung der Glykogensynthese und
– Lebervergrößerung (Hepatomegalie) sowie Nierenvergrößerung durch verstärkte Glykogeneinlagerung.

4.3 Regulation des Glykogenstoffwechsels

Um einen möglichst konstanten Blutglucosespiegel zu erhalten, ist der Glykogenstoffwechsel fein reguliert:
– **Durch Ausschüttung von Glukagon wird Glykogen abgebaut und die Blutglucosekonzentration erhöht.**
– **Durch Abgabe von Insulin wird der Blutzucker gesenkt und Glykogen aufgebaut.**

Wie diese beiden Hormone dies bewirken, ist Thema der folgenden Abschnitte. Da dabei – ähnlich wie bei der Glykolyseregulation – viele Phosphorylierungen eine Rolle spielen, die man nur zu gerne durcheinander bringt, zählt folgendes Kapitel zwar zu den etwas gemeineren, aber leider auch zu den ziemlich häufig gefragten Gebieten im Physikum.

Um sicher durch dieses Thema manövrieren zu können, solltest du dir zunächst merken, dass
– Glukagon die cAMP-Konzentration erhöht und dadurch die Proteinkinase A aktiviert.
– Insulin die cAMP-Konzentration durch Aktivierung der Phosphodiesterase erniedrigt, die cAMP zu 5'AMP abbaut.

4.3.1 Wirkung von Glukagon auf den Glykogenstoffwechsel

Vorweg kann ich dich schon mal beruhigen: Der Unterschied zwischen der Glukagonwirkung auf die Glykolyse und auf den Glykogenstoffwechsel liegt nur in der Art der aktivierten/inhibierten Enzyme, nicht in der Kaskade selbst. Auch hier steht der cAMP-Spiegel im Mittelpunkt.

Erklärung zu Abb. 58

1. Nach Bindung von Glukagon an seinen Rezeptor wird durch die Adenylatcyclase ATP zu cAMP umgewandelt. Diesen Vorgang kennst du bereits aus der Glykolyseregulation (s. 3.1.4, S. 41).
2. Der erhöhte cAMP-Spiegel aktiviert die Proteinkinase A (auch das dürfte dir aus der Regulation der Glykolyse bekannt sein).

4 Glykogenstoffwechsel

3. Glukagon soll zur Erhöhung des Blutzuckerspiegels beitragen, es muss also die Glykogenphosphorylase aktivieren, die Glykogen abbaut. Da Glukagon über die Proteinkinase A wirkt, muss die Glykogenphosphorylase in phosphoryliertem Zustand aktiv sein.
4. Um die Wirkung des Glukagons noch zu verstärken, ist zwischen der Proteinkinase A und der Glykogenphosphorylase ein weiterer Phosphorylierungsschritt eingebaut. Die Proteinkinase A phosphoryliert nämlich zunächst die Glykogenphosphorylase-Kinase, die dann ihrerseits als Kinase die Glykogenphosphorylase durch Phosphorylierung aktiviert. Durch diesen Zwischenschritt ist es möglich – ähnlich wie bei der Aktivierungskaskade der Blutgerinnung – mit wenigen Glukagonmolekülen sehr viele Glykogenphosphorylasen zu aktivieren. Die Glykogenphosphorylase spaltet dann phosphorylytisch Glucose vom nicht-reduzierenden Ende des Glykogenmoleküls ab, wobei Glucose-1-Phosphat entsteht (s. 4.2, S. 58).
5. Die alleinige Steigerung des Glykogenabbaus reicht aber noch nicht aus, um den Blutzuckerspiegel effektiv zu steigern. Zusätzlich muss Glukagon noch den Glykogenaufbau inhibieren, und das geschieht ganz automatisch. Da die durch Glukagon aktivierte Proteinkinase A nichts anderes kann als phosphorylieren, phosphoryliert sie ebenfalls die Glykogensynthase, die dadurch inaktiviert wird.

Die Glykogen-Phosphorylase kann auch auf anderem Wege aktiviert werden. Das ist vor allem im Skelettmuskel der Fall, wenn dort
- durch Kontraktion Ca^{2+} aus dem sarkoplasmatischen Retikulum freigesetzt wird. Ist der Calcium-Spiegel intrazellulär erhöht, bindet es an eine Untereinheit der Phosphorylase-Kinase – das Calmodulin – und aktiviert sie dadurch. Durch den in Punkt 4 beschriebenen Mechanismus aktiviert die Phosphorylase-Kinase dann die Glykogenphosphorylase.
- aufgrund des erhöhten Energiebedarfs vermehrt energiearme Substrate – wie z. B. das AMP – anfallen. AMP ist in der Lage, die Glykogenphosphorylase direkt allosterisch zu aktivieren, was einen vermehrten Glykogenabbau zur Folge hat.

Diese Regulationsmechanismen sind deswegen sinnvoll, da bei vermehrter Muskeltätig-

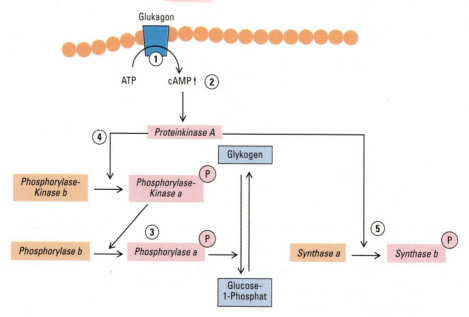

Abb. 58: Wirkung von Glukagon auf den Glykogenstoffwechsel

medi-learn.de/6-bc3-58

4.3.2 Wirkung von Insulin auf den Glykogenstoffwechsel

keit auch dessen Energiebedarf steigt. Der Muskel benötigt also Mechanismen, um Energiereserven auch bei Normoglykämie aus den Speichern freizusetzen, nämlich die Regulation über den Calcium- und AMP-Spiegel.

> **Merke!**
>
> Die Ziele des Glukagons sind überwiegend Leber und Fettgewebe (Lipolyse). Der Muskel wird durch Glukagon NICHT beeinflusst, da hier keine Glukagonrezeptoren vorhanden sind. Ein Hormon, das sowohl in der Leber als auch im Muskel über einen erhöhten cAMP-Spiegel die Glykogenolyse aktiviert, ist das Adrenalin.

4.3.2 Wirkung von Insulin auf den Glykogenstoffwechsel

Die Wirkung von Insulin zielt darauf ab, den Blutglucosespiegel zu senken. Dies gelingt Insulin entweder durch **Steigerung der Glykolyse** (s. 3.1.4, S. 41) und/oder durch den **Einbau von Glucose in den Kohlenhydratspeicher Glykogen**. Die Kaskade, über die Insulin auf die Glykolyse und den Glykogenstoffwechsel wirkt, ist identisch.

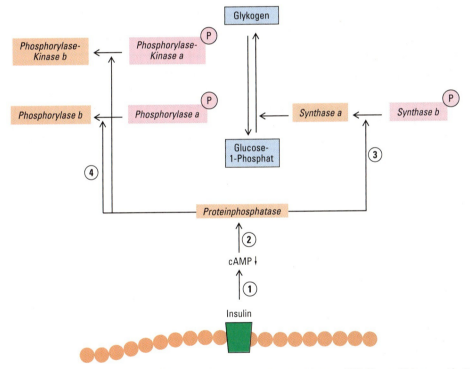

1. Nachdem Insulin an seinen Rezeptor in der Plasmamembran gebunden hat, senkt es den intrazellulären cAMP-Spiegel.
2. Dadurch wird eine Proteinphosphatase aktiviert, die die bei Glukagon besprochenen Phosphorylierungen (s. 4.3.1, S. 59) rückgängig macht.
3. Durch Dephosphorylierung wird die inaktive Glykogensynthase b in die aktive Glykogensynthase a überführt. Die Synthase baut jetzt aus UDP-Glucose Glykogen auf (s. 4.1, S. 56).
4. Gleichzeitig werden die Enzyme, die den Abbau von Glykogen katalysieren, durch die Proteinphosphatase dephosphoryliert und damit inaktiviert.

Abb. 59: Wirkung von Insulin auf den Glykogenstoffwechsel   medi-learn.de/6-bc3-59

5 Pentosephosphatweg (-zyklus) (Hexosemonophosphatweg)

Fragen in den letzten 10 Examen: 7

Die dritte Möglichkeit, Glucose-6-Phosphat zu verarbeiten (neben der Glykolyse, s. 3.1, S. 34 und dem Glykogenstoffwechsel, ab S. 56), ist der **Pentosephosphatweg**, auch **Hexosemonophosphatweg** genannt.

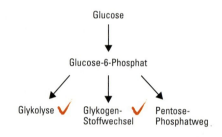

Abb. 60: Glucose-6-Phosphat als Substrat

medi-learn.de/6-bc3-60

Es gibt wahnsinnig verwirrende und komplizierte Abbildungen des Pentosephosphatwegs. In diesem Kapitel sind die Fakten auf das wesentliche zusammengeschmolzen, sodass du hoffentlich möglichst unkompliziert möglichst viele Fragen zum Pentosephosphatweg beantworten kannst.

Der Pentosephosphatweg ist im Zytosol lokalisiert. In ihm erfolgt die zyklische Dehydrierung und Decarboxylierung von Glucose. **Sein Sinn liegt in der Synthese von Pentosephosphaten (Ribose-5-Phosphat) zur Nukleotidbiosynthese**, da die mit der Nahrung aufgenommene Menge an Pentosen relativ gering ist. Außerdem entsteht im Pentosephosphatweg noch **NADPH/H⁺**. NADPH/H⁺ ist das Wasserstoff-übertragende Coenzym für Biosynthesen, wie z. B. die der Fettsäuren. Entsprechend ist der Pentosephosphatweg in Geweben, die sich häufig teilen und daher eine erhöhte Nukleotidbiosynthese haben, und in Geweben mit erhöhter Biosyntheseaktivität besonders aktiv.

Hierzu zählen
- die Zellen des Fettgewebes (Fettsäuresynthese),
- die Zellen der laktierenden Mamma (Fettsäuresynthese),
- die Zellen der Nebennierenrinde (Steroidsynthese)
- die Zellen der Darmmukosa (Ribose für die Zellteilung) und
- die Erythrozyten (NADPH-abhängige Reduktion von Glutathiondisulfid).

> **Merke!**
>
> Der Pentosephosphatweg dient NICHT der Energiegewinnung.

Der besseren Übersicht wegen kannst du den Pentosephosphatweg in zwei Abschnitte teilen: Einen **oxidativen Teil**, in dem Glucose-6-Phosphat in zwei Dehydrierungen und einer Decarboxylierung zu Ribulose-5-Phosphat umgewandelt wird, und einen **regenerativen Teil**, in dem über Transketolase und Transaldolase letztendlich wieder Glucose-6-Phosphat entsteht.

5.1 Oxidativer Teil des Pentosephosphatwegs

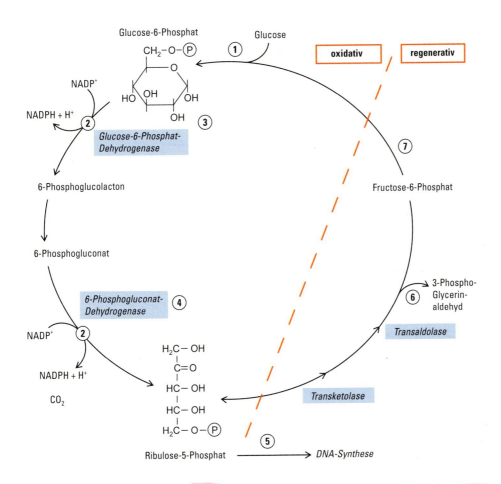

1. Ausgangssubstrat des Pentosephosphatwegs ist Glucose-6-Phosphat, das z. B. durch die Hexokinasereaktion aus Glucose entsteht.
2. Glucose-6-Phosphat wird in zwei Dehydrogenasereaktionen in Ribulose-5-Phosphat überführt. Bei jeder dieser Dehydrogenasereaktionen entsteht ein Molekül NADPH/H$^+$.
3. Der erste NADPH/H$^+$-liefernde Schritt wird durch die Glucose-6-Phosphat-Dehydrogenase katalysiert.
4. Die zweite NADPH/H$^+$-liefernde Reaktion beinhaltet zugleich eine Decarboxylierung und wird durch die 6-Phosphogluconat-Dehydrogenase katalysiert.
5. Ribulose-5-Phosphat kann durch eine Isomerase in Ribose-5-Phosphat umgewandelt werden und so zur DNA-Synthese dienen. Sollte hierfür in der Zelle kein Bedarf bestehen, wird Ribulose-5-Phosphat in den auf den oxidativen Teil folgenden regenerativen Teil eingeschleust.
6. Im regenerativen Teil werden durch die Transketolase und die Transaldolase Kohlenstoffatome zwischen Molekülen verschoben, sodass letztendlich aus dem am Ende des oxidativen Teils entstandenen Ribulose-5-Phosphat Fructose-6-Phosphat und 3-Phospho-Glycerinaldehyd entstehen.
7. Fructose-6-Phosphat wird durch eine Isomerase in Glucose-6-Phosphat überführt und steht so einem erneuten Zyklus zur Verfügung.

Abb. 61: Pentosephosphatweg

5 Pentosephosphatweg (-zyklus) (Hexosemonophosphatweg)

> **Merke!**
>
> Pro entstehendem CO_2 werden zwei Moleküle NADPH/H$^+$ gebildet. Aus Glucose (C_6) lässt sich $6 \cdot CO_2$ abspalten. Daher werden pro Glucose insgesamt zwölf NADPH/H$^+$ gebildet.

5.2 Regenerativer Teil des Pentosephosphatwegs

Nach dem regenerativen Teil des Pentosephosphatwegs wurden bislang im Physikum kaum Fragen gestellt. Er folgt auf den oxidativen Teil und dient der **Wiederherstellung von Glucose-6-Phosphat**. Während der Regeneration gehen diverse Umlagerungen vonstatten, die hier im Einzelnen nicht aufgeführt sind, da ihr Wissen im schriftlichen Physikum wenig hilfreich ist. Hierfür reicht es, die beiden Enzyme, die an diesen Umlagerungen beteiligt sind zu kennen: die **Transketolase** und die **Transaldolase**.

Wenn kein Bedarf an NADPH/H$^+$ in der Zelle besteht, sondern nur Ribulose-5-Phosphat benötigt wird, kann der Pentosephosphatweg über die Transketolase und die Transaldolase auch rückwärts ablaufen. Dadurch werden die Dehydrogenasereaktionen und damit auch die NADPH/H$^+$-Produktion umgangen.

5.3 Pentosephosphatweg im Erythrozyten

Eine besondere Funktion hat der Pentosephosphatweg in den roten Blutkörperchen. Dort dient das aus dem Pentosephosphatweg stammende NADPH/H$^+$ zur Reduktion von Glutathiondisulfid. Glutathion ist ein Tripeptid, bestehend aus den drei Aminosäuren Glutamat, Cystein und Glycin.

> **Merke!**
>
> Glutathion = Glu-Cys-Gly

Das besondere am Glutathion ist, dass es durch das Cystein eine freie SH-Gruppe besitzt. SH-Gruppen haben ein hohes Bestreben, ihren Wasserstoff abzugeben und so zu einem Disulfid zu reagieren. Und genau darin besteht die Aufgabe des Glutathions: Es überträgt den Wasserstoff seiner SH-Gruppe auf schädliche Radikale (z. B. O^{2-}), um diese unschädlich zu machen, bevor sie mit wichtigen Enzymen reagieren können und diese zerstören. Im Erythrozyten würde dies zur Hämolyse führen. Dabei reagiert Glutathion zu einem Glutathiondisulfid nach der folgenden Gleichung:

Glutathion-SH + SH-Glutathion + O^{2-} → Glutathion-S-S-Glutathion + H_2O

Um aus Glutathiondisulfid erneut Glutathion herzustellen, benötigt die Zelle NADPH/H$^+$. In Zellen, die vielen freien Sauerstoffradikalen ausgesetzt sind, wie z. B. den sauerstofftransportierenden Erythrozyten, wird viel Glutathion und damit auch viel NADPH/H$^+$ benötigt. Daher ist der Pentosephosphatweg in den Erythrozyten besonders wichtig und aktiv.

> **Übrigens ...**
>
> Bei einem Mangel an **Glucose-6-Phosphat-Dehydrogenase** – dem ersten Enzym des Pentosephosphatwegs – können Erythrozyten ihr Glutathion nicht mehr ausreichend regenerieren. Bei Betroffenen führt dies zu hämolytischen Anämien unter Oxidationsstress (Favismus). Auslöser dafür können Anti-Malaria-Mittel oder der Verzehr von Fava-Bohnen sein. Auf der anderen Seite sind Menschen mit einem angeborenen Mangel an Glucose-6-Phosphat-Dehydrogenase resistenter gegenüber einer Infektion mit Malaria. Der Malariaerreger Plasmodium malariae reagiert empfindlicher auf oxidativen Stress als menschliche Zellen und kann sich in den betroffenen Erythrozyten nicht ausreichend vermehren. Daher ist der G-6-P-Dehydrogenase-Mangel in Malariagebieten ein Selektionsvorteil.

6 Stoffwechsel spezieller Hexosen

Fragen in den letzten 10 Examen: 10

Damit du heute Nacht auch gut schlafen kannst und dich nicht fragen musst, was denn mit den anderen Hexosen im Körper geschieht, wird jetzt noch zum Schluss besprochen, was der Körper mit Galaktose und Fructose so alles anstellt.

6.1 Stoffwechsel der Galaktose

Galaktose ist als Monosaccharidbaustein zusammen mit der Glucose im Milchzucker Lactose enthalten. Damit der Körper Galaktose verwerten kann, muss sie in Glucose umgewandelt werden. Diese Umwandlung geschieht über die drei wichtigen Enzyme
– Galaktokinase,
– Galaktose-1-Phosphat-UDP-Transferase und
– UDP-Galaktose-4-Epimerase.

> **Merke!**
> Der Galaktosestoffwechsel findet vor allem im Zytosol der Leber statt.

Erklärung zu Abb. 62

1. Um Galaktose in einen reaktionsfähigen Zustand zu versetzen, wird sie ATP-abhängig durch die Galaktokinase zu Galaktose-1-Phosphat phosphoryliert.
2. Es folgt eine Reaktion mit UDP-aktivierter Glucose. Dabei wird der Phosphatrest von der Galaktose auf die Glucose übertragen. Im Austausch erhält die Galaktose das UDP von der Glucose. Bei der durch die Galaktose-1-P-UDP-Transferase katalysierten Reaktion entstehen also UDP-Galaktose und Glucose-1-Phosphat.

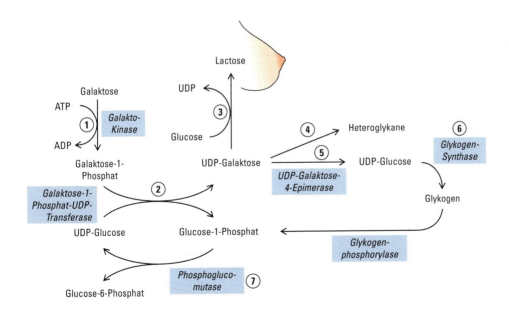

Abb. 62: Galaktosestoffwechsel

6 Stoffwechsel spezieller Hexosen

3. Besteht Bedarf an Lactose, wird die Galaktose in der laktierenden Mamma mit Glucose zu Lactose verbunden.
4. Besteht dagegen kein Bedarf an Lactose, wird die Galaktose in Heteroglykane eingebaut.
5. Besteht noch nicht einmal Bedarf an Galaktose in der Zelle, kann UDP-Galaktose ganz einfach zu UDP-Glucose umgewandelt werden. Das gelingt deswegen so einfach, weil Galaktose ein C4-Epimer der Glucose ist (s. 1.2.2, S. 8). Die OH-Gruppe am C4-Atom der Galaktose muss also nur von der linken auf die rechte Seite gedreht werden, um Glucose zu erhalten. Katalysierendes Enzym dieser Reaktion ist die UDP-Galaktose-4-Epimerase.
6. UDP-Glucose kann entweder in Glykogen eingebaut werden (s. 4.1, S. 56), oder das UDP wie bei Punkt 2 auf Galaktose übertragen.
7. Glucose-1-Phosphat reagiert durch die Phosphoglucomutase zu Glucose-6-Phosphat und kann so in die Glykolyse, die Glykogensynthese oder den Pentosephosphatweg (s. Abb. 60, S. 62) eingeschleust werden.

Übrigens ...

Bei der Galaktose-Intoleranz (Galaktosämie, Häufigkeit 1:40 000) herrscht typischerweise ein Mangel an Galaktose-1-Phosphat-UDP-Transferase. Dadurch kann Galaktose nicht mehr verstoffwechselt werden. Die Symptome sind unter anderem Erbrechen, Durchfall und Hypoglykämien, wobei die Beschwerden auftreten, sobald das erste Mal Galaktose aufgenommen wird, also üblicherweise bei Säuglingen (die Muttermilch enthält u. a. Lactose). Unbehandelt verläuft die Erkrankung tödlich, ist aber durch Galaktose-freie Diät gut unter Kontrolle zu bekommen: Aufgrund des einfachen Nachweisverfahrens und guter Behandlungsmöglichkeit erfolgt ein Screening aller Neugeborenen fünf Tage nach der Geburt.

6.2 Stoffwechsel der Fructose

Der Fructosestoffwechsel findet überwiegend in der Leber und daneben noch in den Mucosazellen des Dünndarms statt. Dabei wird die Fructose durch die Enzyme
- Fructokinase,
- Fructose-1-Phosphat-Aldolase (Aldolase B) und
- Triokinase

zu Metaboliten der Glykolyse umgewandelt.

6.2 Stoffwechsel der Fructose

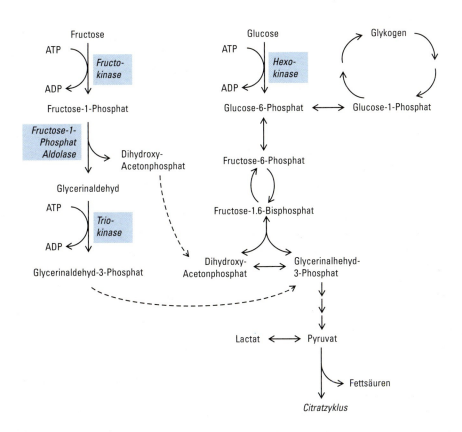

1. Zunächst wird Fructose durch die Fructokinase zu Fructose-1-phosphat phosphoryliert.
2. Fructose-1-Phosphat wird dann durch die Fructose-1-Phosphat-Aldolase (Aldolase B) in Glycerinaldehyd und Dihydroxyacetonphosphat – einem Zwischenprodukt der Glykolyse – gespalten.
3. Auch das Glycerinaldehyd kann in die Glykolyse und/oder Gluconeogenese eingeschleust werden. Dafür muss es nur durch die Triokinase zu Glycerinaldehyd-3-Phosphat umgewandelt werden.

Abb. 63: Fructosestoffwechsel

medi-learn.de/6-bc3-63

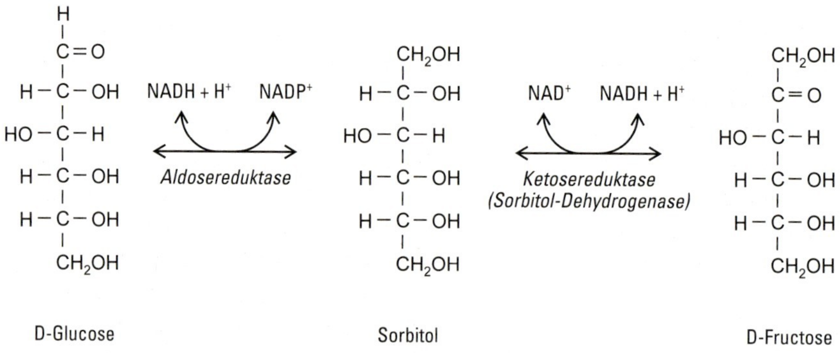

6 Stoffwechsel spezieller Hexosen

Abb. 64: Umwandlung von Glucose zu Fructose im Polyolweg

medi-learn.de/6-bc3-64

Je nach Stoffwechsellage werden Dihydroxyacetonphosphat und Glycerinaldehyd-3-Phosphat in die Glykolyse eingeschleust (katabole Stoffwechsellage) oder zur Gluconeogenese verwendet (anabole Stoffwechsellage).

Übrigens ...
- Bei der Fructoseintoleranz (Häufigkeit 1:130 000) kommt in der Leber und in den Nieren statt der Aldolase B die Aldolase A vor. Wird mit der Nahrung Fructose aufgenommen (z.B durch den Genuss von Früchten), reichert sich Fructose-1-Phosphat in den Zellen an, da die Aldolase A das in der Fructokinasereaktion entstehende Fructose-1-Phosphat (fast) nicht abbauen kann. Da Fructose-1-Phosphat aber die Gluconeogenese hemmt, kommt es nach Fructose-„Genuss" zu Hypoglykämien.
- Freie Fructose kommt beim Menschen in der Spermaflüssigkeit vor. Hier ist bei der Synthese von Fructose aus Glucose das Sorbitol ein Zwischenprodukt (s. Abb. 64, S. 68).
- Beim Diabetes mellitus spielt der Polyolweg eine wichtige Rolle: Bei hohen Blutzucker-Konzentrationen entstehen darüber unphysiologische Mengen an Sorbit und Fructose.
- Hierbei wird Glucose NADPH-abhängig an der Aldehydgruppe reduziert (s. Abb. 64, S. 68). Beide können die Zellen nicht mehr verlassen und führen über Osmose zur Zellschwellung. Auf diesen Mechanismus werden Spätfolgen wie der graue Star, aber auch Mikroangiopathie und Neuropathie zurückgeführt.

DAS BRINGT PUNKTE

Da der **Glykogenstoffwechsel** ebenfalls zu den großen Stoffwechselkreisläufen gehört, dient er nicht nur im schriftlichen, sondern auch im mündlichen Examen den Prüfern als beliebter Fragenpool. Dabei gibt es einige wenige Fakten, mit denen du das Thema Glykogenstoffwechsel nahezu komplett abdecken kannst, da sich die Fragen vor allem auf
- den Aufbau,
- den Abbau und
- die Regulation des Glykogenstoffwechsels beziehen.

Zur **Glykogensynthese** und deren Regulation solltest du dir folgende Punkte merken:
- Die drei wichtigen Enzyme für den Aufbau des Glykogens sind
  - die Phosphoglucomutase,
  - die Glykogensynthase und
  - das branching enzyme (Amylo-(1,4) → (1,6)-Transglykosylase).
- Die Glykogensynthase baut UDP-Glucose α-(1,4)-glykosidisch in Glykogen ein.
- Das branching enzyme überträgt eine Kohlenhydratkette in α-(1,6)-Stellung auf eine Nachbarkette und stellt so eine Verzweigung her.
- Die Glykogensynthase wird durch Dephosphorylierung aktiviert (durch eine Proteinphosphatase).

Zur **Glykogenolyse** und deren Regulation ist folgendes wissenswert:
- Die vier wichtigen Enzyme des Glykogenabbaus sind
  - die Glykogenphosphorylase,
  - die Glucantransferase (Amylo-(1,4) → (1,4)-Transglykosylase),
  - die 1,6-Glucosidase und
  - die Phosphoglucomutase.

Die Glucantransferase wird zusammen mit der Glucosidase auch als debranching enzyme bezeichnet.
- Die Glykogenphosphorylase ist phosphoryliert aktiv. Sie wird durch die Phosphorylase-Kinase aktiviert, die ebenfalls im phosphorylierten Zustand aktiv ist.
- Die Phosphorylase-Kinase kann im Skelettmuskel auch durch eine Erhöhung der intrazellulären Calcium-Konzentration aktiviert werden.
- Endprodukt des Glykogenabbaus ist Glucose-1-Phosphat, das durch die Phosphoglucomutase in Glucose-6-Phosphat umgewandelt wird.
- Bei der Spaltung der α-(1,6)-glykosidischen Bindung durch die 1,6-Glucosidase wird freie Glucose freigesetzt.

Der **Pentosephosphatweg** lässt sich in einen oxidativen und in einen regenerativen Abschnitt unterteilen. Hierzu musst du dir zum Glück nur wenige Dinge merken, um im Physikum zu punkten:
- Der Pentosephosphatweg verläuft ohne Gewinnung von Energie.
- Er dient ausschließlich zur Synthese von **NADPH/H$^+$** und **Ribose** in biosynthetisch besonders aktiven Zellen, wie denen des Fettgewebes, der Nebennierenrinde etc.
- Im Pentosephosphatweg werden pro Kohlenstoff der Glucose **zwei NADPH/H$^+$** gewonnen, insgesamt also **zwölf NADPH/H$^+$** pro Molekül Glucose.
- Im regenerativen Teil entstehen über die Transaldolase und die Transketolase 3-Phospho-Glycerinaldehyd und Fructose-6-Phosphat.
- Zur Gewinnung von Ribose-5-Phosphat kann der Pentosephosphatweg über die Transketolase und Transaldolase auch rückwärts laufen.
- In den Erythrozyten dient NADPH/H$^+$ zur Reduktion von Glutathiondisulfid. Die Reaktionen des regenerativen Teils kannst du beim Lernen getrost weglassen.

DAS BRINGT PUNKTE

Zum **Stoffwechsel spezieller Hexosen** wurden bislang im Physikum nur wenige Fragen gestellt. Letztendlich münden sie auch alle an irgendeiner Stelle in den Glucosestoffwechsel. Gut vorbereitet bist du, wenn du zur **Galaktose** weißt, dass sie durch
- Galaktokinase,
- Galaktose-1-P-UDP-Transferase und
- Galaktose-4-Epimerase

in UDP-Glucose umgewandelt wird.

Zur **Fructose** solltest du dir merken, dass sie über
- Fructokinase,
- Fructose-1-Phosphat-Aldolase (Aldolase B) und
- Triokinase

zu Dihydroxyacetonphosphat und Glycerinaldehyd-3-Phosphat abgebaut und so in die Glykolyse/Gluconeogenese eingeschleust werden kann.

FÜRS MÜNDLICHE

Im Bereich **Glykogenstoffwechsel, Pentosephosphatweg und Stoffwechsel spezieller Hexosen** werden häufig folgende Fragen in der mündlichen Prüfung gefragt.

1. Bitte erläutern Sie, welche Enzyme man für die Glykogensynthese benötigt, und welche Reaktionen sie katalysieren.

2. Erklären Sie bitte, welche Enzyme man für die Synthese von Glucose aus Glykogen benötigt, und welche Reaktionen sie katalysieren.

3. Erklären Sie bitte, wie der Glykogenstoffwechsel reguliert wird.

4. Bitte erklären Sie, wie weit die Glucosefreisetzung aus Glykogen in der Leber und in der Skelettmuskulatur ablaufen kann.

5. Bitte erläutern Sie, worin der Sinn des Pentosephosphatwegs besteht.

6. Erklären Sie bitte, in welchen Zellen der Pentosephosphatweg besonders aktiv ist.

7. Erläutern Sie bitte, durch welche Reaktionen im Pentosephosphatweg NADPH/H$^+$ entsteht.

8. Bitte erklären Sie, wie viele Moleküle NADPH/H$^+$ pro Molekül Glucose entstehen.

9. Erläutern Sie bitte welche Rolle der Pentosephosphatweg in Zellen, die kein NADPH/H$^+$ benötigen (z. B. sich teilende Zellen) spielt.

10. Bitte erklären Sie, wo der Galaktosestoffwechsel lokalisiert ist.

11. Bitte nennen Sie die für den Galaktosestoffwechsel wichtigen Enzyme.

12. Bitte nennen Sie die wichtigen Enzyme des Fructose-Stoffwechsels.

13. Erläutern Sie bitte, über welche Substanzen der Fructose-Stoffwechsel in die Glykolyse mündet.

FÜRS MÜNDLICHE

1. Bitte erläutern Sie, welche Enzyme man für die Glykogensynthese benötigt, und welche Reaktionen sie katalysieren.
Die drei Enzyme der Glykogensynthese sind
- die **Phosphoglucomutase**: Sie überführt Glucose-6-Phosphat in Glucose-1-Phosphat, dem Ausgangssubstrat der Glykogensynthese.
- die **Glykogensynthase**: Sie fügt UDP-Glucose α-(1,4)-glykosidisch an das nicht reduzierende Ende des Glykogenmoleküls an.
- das **branching enzyme**: Es überträgt einen Kohlenhydratanteil bestehend aus mindestens sechs Monosacchariden in α-(1,6)-glykosidische Stellung auf eine Nachbarkette.

2. Erklären Sie bitte, welche Enzyme man für die Synthese von Glucose aus Glykogen benötigt, und welche Reaktionen sie katalysieren.
Für die Synthese von Glucose aus Glykogen sind fünf Enzyme wichtig, nämlich vier Enzyme der Glykogenolyse und ein Enzym der Gluconeogenese:
- Die **Glykogenphosphorylase** spaltet phosphorylytisch Glucose aus dem Glykogen ab. Produkt der Glykogenphosphorylase ist Glucose-1-Phosphat.
- Da die Glykogenphosphorylase nur bis auf vier Glucosemoleküle an eine α-(1,6)-Verzweigungsstelle herankommt, benötigt man ein weiteres Enzym, die Glucantransferase. Dieses debranching enzyme überträgt eine α-(1,4)-glykosidisch gebundene Glucosekette in α-(1,4)-Stellung auf eine Nachbarkette.
- Die α-(1,6)-glykosidische Bindung wird durch das debranching enzyme **1,6-Glucosidase** gespalten. Hierbei wird Glucose freigesetzt.
- Die **Phosphoglucomutase** katalysiert die Reaktion von Glucose-1-Phosphat zu Glucose-6-Phosphat.
- Glucose-6-Phosphat wird durch das Gluconeogenese-Enzym **Glucose-6-Phosphatase** in der Leber und den Nieren, zu Glucose dephosphoryliert (NICHT aber im Skelettmuskel, s. 3.2, S. 44).

3. Erklären Sie bitte, wie der Glykogenstoffwechsel reguliert wird.
Beim Glykogenstoffwechsel spielt der intrazelluläre cAMP-Spiegel eine bedeutende Rolle. Glukagon erhöht den cAMP-Spiegel (über die Adenylatcyclase), Insulin erniedrigt ihn (über die Phosphodiesterase).
Glukagon:
Der durch Glukagon erhöhte cAMP-Spiegel aktiviert die Proteinkinase A. Diese überführt die inaktive Phosphorylase-Kinase b durch Phosphorylierung in die aktive Phosphorylase-Kinase a. Die Phosphorylase-Kinase a phosphoryliert die Glykogenphosphorylase, die dadurch ebenfalls aktiviert wird und Glucose-1-Phosphat aus Glykogen freisetzt.
Die Glykogensynthase wird durch Phosphorylierung inaktiviert.
Insulin:
Insulin erniedrigt die cAMP-Konzentration in der Zelle. Dadurch wird eine Proteinphosphatase aktiviert, die die Glykogensynthase b durch Dephosphorylierung in die aktive Glykogensynthase a überführt. Außerdem werden die Phosphorylase-Kinase und die Glykogenphosphorylase ebenfalls dephosphoryliert und dadurch inaktiviert.

4. Bitte erklären Sie, wie weit die Glucosefreisetzung aus Glykogen in der Leber und in der Skelettmuskulatur ablaufen kann.
In der **Leber** verläuft die Glykogenolyse über die Glykogenphosphorylase, die Phosphoglucomutase und die Glucose-6-Phosphatase bis zur Glucose. Da der **Skelettmuskel** keine Glucose-6-Phosphatase besitzt, endet die Glucosesynthese hier beim Glucose-6-Phosphat, das dann in die Glykolyse eingeschleust werden kann. Die Glykogenolyse

FÜRS MÜNDLICHE

des Muskels erfolgt also nur zur Deckung des Eigenbedarfs, während die Leber den ganzen Organismus mit Glucose versorgt.

5. Bitte erläutern Sie, worin der Sinn des Pentosephosphatwegs besteht.
Der Sinn des Pentosephosphatwegs besteht in der Synthese von Pentosephosphaten (Ribose-5-Phosphat) zur Nukleotidbiosynthese. Außerdem entsteht im Pentosephosphatweg das für Biosynthesen und die Erythrozyten notwendige NADPH/H$^+$.
Der Pentosephosphatweg dient NICHT der Energiegewinnung.

6. Erklären Sie bitte, in welchen Zellen der Pentosephosphatweg besonders aktiv ist.
NADPH/H$^+$ ist das Wasserstoff-übertragende Coenzym für Biosynthesen, wie z. B. die der Fettsäuren und der Steroide. Entsprechend ist der Pentosephosphatweg in Geweben, die sich häufig teilen (erhöhte Nukleotidbiosynthese), und in Geweben mit erhöhter Biosyntheseaktivität besonders aktiv. Hierzu zählen
- das Fettgewebe,
- die laktierende Mamma,
- die Nebennierenrinde und
- die Erythrozyten.

7. Erläutern Sie bitte, durch welche Reaktionen im Pentosephosphatweg NADPH/H$^+$ entsteht.
Durch die Glucose-6-Phosphat-Dehydrogenase-Reaktion und durch die 6-Phospho-Gluconat-Dehydrogenase-Reaktion.

8. Bitte erklären Sie, wie viele Moleküle NADPH/H$^+$ pro Molekül Glucose entstehen.
Pro Molekül Glucose entstehen im Pentosephosphatweg zwölf Moleküle NADPH/H$^+$.

9. Erläutern Sie bitte welche Rolle der Pentosephosphatweg in Zellen, die kein NADPH/H$^+$ benötigen (z. B. sich teilende Zellen) spielt.
Da mit der Nahrung nicht ausreichend Pentosephosphate aufgenommen werden, muss der Körper für die Nukleotidsynthese selbst Pentosephosphate herstellen. Dies gelingt im Pentosephosphatweg, der – wenn kein Bedarf an NADPH/H$^+$ besteht – über die Transaldolase und die Transketolase auch rückwärts ablaufen und so die Ausbeute an Nukleotiden maximieren kann.

10. Bitte erklären Sie, wo der Galaktosestoffwechsel lokalisiert ist.
Der Galaktosestoffwechsel läuft vor allem im Zytosol der Leber ab.

11. Bitte nennen Sie die für den Galaktosestoffwechsel wichtigen Enzyme.
Aus der Galaktose entsteht UDP-Glucose über
- Galaktokinase,
- Galaktose-1-P-UDP-Transferase und
- Galaktose-4-Epimerase.

12. Bitte nennen Sie die wichtigen Enzyme des Fructose-Stoffwechsels.
Die wichtigen Enzyme des Fructose-Stoffwechsels sind:
- Fructokinase,
- Fructose-1-Phosphat-Aldolase (Aldolase B) und
- Triokinase.

13. Erläutern Sie bitte, über welche Substanzen der Fructose-Stoffwechsel in die Glykolyse mündet.
Fructose wird zu Dihydroxyacetonphosphat und Glycerinaldehyd-3-Phosphat abgebaut, die in die Glykolyse eingeschleust (über Glycerinaldehyd) werden können.

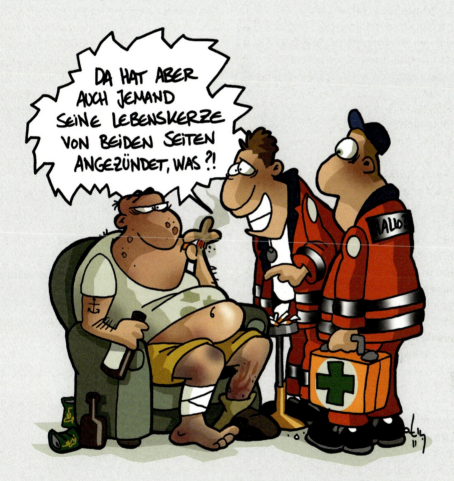

Mehr Cartoons unter www.medi-learn.de/cartoons

Pause

Geschafft! Hier noch ein
kleiner Cartoon als Belohnung ...

Index

Symbole
1,3-Bisphosphoglycerat 36
1,6-Glucosidase 58
2-Phosphoglycerat 36
3-Phosphoglyceratkinase 36
3-Phospho-Glycerinaldehyd 63
3-Phosphoglycerinaldehyd-
Dehydrogenase 36
α-Amylase 27
α-D-Glucose 7
β-D-Glucose 7

A
Adenylatcyclase 43
Aldehydgruppe 2, 8
Aldohexosen 8
Aldolase A 36
Aldosen 8
Alkoholdehydrogenase 41
Alkoholgruppen 1
Amylopektin 17
Amylose 17
Anomere 8, 10
äquatoriale OH-Gruppe 6
Aspartat 39
axiale OH-Gruppe 6

B
Ballaststoff 17
branching enzyme 56

C
Cellulose 17
Chiralitätszentren 2, 6, 9
Chondroitinsulfat C 18
Core-Protein 18
Cortisol 48

D
Dermatansulfat 19
Diastereomere 8, 9, 10
Dihydroxyacetonphosphat 36
Disaccharidasen 28
Disaccharide 14

D-Ribose 3

E
Enantiomere 8, 9
Enolase 36
Epimer 5, 8, 10
erleichterte Diffusion 29, 30

F
Fischer-Projektion 5
Fructokinase 66
Fructose 5, 8
Fructose-1,6-Bisphosphat 34
Fructose-1,6-Bisphosphatase 45
Fructose-1-Phosphat-Aldolase 66
Fructose-2,6-Bisphosphat 42, 43
Fructose-6-Phosphat 34
Furanose 5, 6

G
Galaktokinase 65
Galaktose 4
Galaktose-1-Phosphat-UDP-Transferase 65
Galaktoserezeptoren 20
Glucantransferase 58
Glucocorticoide 48
Glucokinase 36
Gluconeogenese 44
Glucose 4, 8
Glucose-6-Phosphat 34
Glucose-6-Phosphatase 45
Glucose-6-Phosphat-Dehydrogenase 63
Glucose-6-Phosphat-Isomerase 34
Glucoseresorption 30
Glucosesensor 30
Glucosetransporter 30
GLUT 1 30
GLUT 2 30
GLUT 3 30
GLUT 4 30
Glutathion 64
GLUTs 30
Glycerinaldehyd-3-Phosphat 36
Glykogen 4, 17, 30, 56
Glykogenolyse 58
Glykogenphosphorylase 58, 60
Glykogen-Phosphorylase-Kinase 60

Index

Glykogensynthase 56, 61
Glykogensynthese 56
Glykogenverdauung 28
Glykolyse 34, 37, 40
– aerobe 37
– anaerobe 40
Glykoprotein 18, 19
Glykosaminoglykane 18
glykosidische Bindung 11
– N-glykosidische Bindung 13
– O-glykosidische Bindung 12
  • α-(1,4)-glykosidische Bindung 12
  • β-(1,4)-glykosidische Bindung 12

H
Haworth-Projektion 5
Heparin 19
Heteroglykane 16, 18
Hexokinase 34, 36
Hexosemonophosphatweg 62
Hexosen 2, 3
Homoglykane 16
Hyaluronsäure 18

I
Interkonversion 41
Isomaltose 16, 27

K
Keratansulfat 19
Ketogruppe 2, 8
Ketohexosen 8
Ketosen 8
Konfigurationsisomere 8, 9
Konformere 8
Konstitutionsisomere 8

L
Lactase 28
Lactat 40
Lactatdehydrogenase 37, 40
Lactose 14, 15

M
Malat 39
Maltase 28
Maltose 14, 15, 27

Milchzucker 5
Mucopolysaccharide 18

N
N-Acetylneuraminsäure 20
NANA 20
Na-Symport 29
Neuraminidasen 20
nicht-reduzierende Zucker 15, 16

O
O-glykosidische Bindung 12
Oligosaccharide 16
Oxalacetat 39

P
Pentosen 2, 3
Pentosephosphatweg 62
– oxidativer Teil 63
– regenerativer Teil 64
PFK1 41
PFK2 42
Phosphoenolpyruvat 36
Phosphoenolpyruvat-Carboxykinase 45
Phosphofructokinase 34, 41
Phosphofructokinase-2 42
Phosphoglucomutase 56, 58
Phospho-Gluconat-Dehydrogenase 63
Phosphoglyceratmutase 36
Polyalkohole 1
Polyolweg 68
Polysaccharide 16
primär aktiver Transport 28
Propionyl-CoA 44
Proteinkinase A 43
Proteoglykane 18
Pyruvat 36
Pyruvat-Carboxylase 45
Pyruvatkinase 36

R
reduzierende Zucker 16
Ringbildung 6

S
Saccharase 28
Saccharose 14

Index

Schrittmacherenzym 34
Sechserring 6
sekundär aktiver Transport 28
Sessel-/Wanne-Projektion 5
Speicherkohlenhydrat 4, 17
Stärke 17
Stärkeverdauung 27
Stereoisomere 8
Strukturisomere 5, 8
Strukturkohlenhydrat 17
Substratkettenphosphorylierung 36
Succinatthiokinase 36

T
Transaldolase 64
Transketolase 64
Triokinase 66
Triosen 2
Triosephosphat-Isomerase 36

U
UDP-Galaktose-4-Epimerase 65, 66
UDP-Glucose 56

V
v. Gierke 59

Feedback

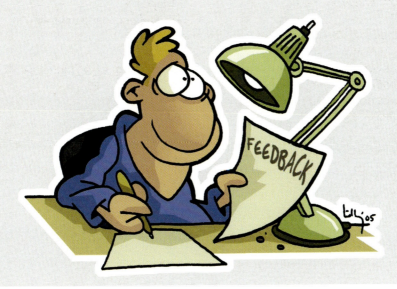

Deine Meinung ist gefragt!

Es ist erstaunlich, was das menschliche Gehirn an Informationen erfassen kann. SIbest wnen kilene Fleher in eenim Txet entlheatn snid, so knnsat du die eigneltchie lofnrmotian deoncnh vershteen – so wie in dsieem Text heir.

Wir heabn die Srkitpe mecrfhah sehr sogrtfältg güpreft, aber vilcheliet hat auch uesnr Girehn – so wie deenis grdaee – unbeswust Fheler übresehne. Um in der Zuuknft noch bsseer zu wrdeen, bttein wir dich dhear um deine Mtiilhfe.

Sag uns, was dir aufgefallen ist, ob wir Stolpersteine übersehen haben oder ggf. Formulierungen verbessern sollten. Darüber hinaus freuen wir uns natürlich auch über positive Rückmeldungen aus der Leserschaft.

Deine Mithilfe ist für uns sehr wertvoll und wir möchten dein Engagement belohnen: Unter allen Rückmeldungen verlosen wir einmal im Semester Fachbücher im Wert von 250 Euro. Die Gewinner werden auf der Webseite von MEDI-LEARN unter www.medi-learn.de bekannt gegeben.

Schick deine Rückmeldung einfach per E-Mail an support@medi-learn.de oder trag sie im Internet in ein spezielles Formular für Rückmeldungen ein, das du unter der folgenden Adresse findest:

www.medi-learn.de/rueckmeldungen

FÜR iPHONE UND ANDROID

WWW.MEDI-LEARN.DE/SKR-IPHYSIKUM

MOBIL EXAMENSFRAGEN KREUZEN

iPHYSIKUM

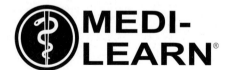